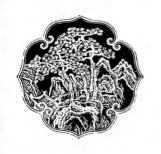

卓雨农

中医妇科治疗秘诀

卓雨农 著

刘敏如 卓启墀
谭万信 吴克明 修订

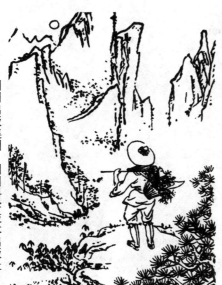

四川出版集团·四川科学技术出版社

图书在版编目（CIP）数据

卓雨农中医妇科治疗秘诀 / 卓雨农著. –成都：四川
科学技术出版社，2010.4（2023.1重印）

ISBN 978-7-5364-7008-8

Ⅰ.①卓…　Ⅱ.①卓…　Ⅲ.①中医妇科学–验方–汇编
Ⅳ.①R289.5

中国版本图书馆CIP数据核字（2010）第056049号

卓雨农中医妇科治疗秘诀

著　　者　卓雨农

出 品 人　程佳月
责任编辑　李迎军
封面设计　吴　强
责任出版　欧晓春
出版发行　四川科学技术出版社
　　　　　成都市锦江区三色路238号　邮政编码 610023
　　　　　官方微博 http://weibo.com/sckjcbs
　　　　　官方微信公众号　sckjcbs
　　　　　传真 028-86361756
成品尺寸　146 mm × 210 mm
印　　张　8.75　字数 150 千
印　　刷　成都远恒彩色印务有限公司
版　　次　2010年4月第 1 版
印　　次　2023年1月第 2 次印刷
定　　价　68.00元

ISBN 978-7-5364-7008-8

邮　　购：成都市锦江区三色路238号新华之星A座25层　邮政编码：610023
电　　话：028-86361770

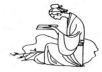
内容提要

　　本书载有全国著名中医妇科专家卓雨农自创自制的临床经验用方 150 余首，其中多有匠心独运之处，临床应用亦有卓越疗效。该书记录了卓雨农一生的中医妇科临证经验，文字简洁，通俗易懂，曾于 1960 年和 1980 年两次由四川人民出版社正式出版，向全国发行，第二次出版距今已有 30 年整。应广大中医妇科临床医生和患者要求，本次由卓老的同事和学生继承修订后再版发行，希望能使卓老生前宝贵的中医妇科治疗经验得以传承并惠及后学与患者。

代　序

卓雨农中医妇科学术思想撷萃

——谨以此文纪念先师中医妇科专家卓雨农

　　卓雨农（1906—1963），四川成都市人。出身四代中医世家，弱冠之年即秉承家业，随父翰屏先生习学岐黄之道，精研内、妇、儿各科，尤以妇科见长，悬壶乡梓，未及而立便已有名气，继后载誉蓉城数十载。有"卓半城"之称。共和国建国初期就职成都市第一人民医院任副院长，1957 年奉调刚成立不久的成都中医学院，任附属医院副院长兼妇科教研室主任。1954 年当选为四川省第一届人大代表，任常务委员会委员，并于 1961 年荣获全国文教卫生先进工作者称号。

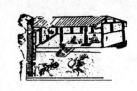

卓老行医任教三十余年,工作勤勤恳恳,传道授业,治病救人,日鲜暇时,积劳成疾,终至不起,不幸于1963年4月过早离开了我们,病逝于成都,年仅57岁。殡葬之日,蓉城上千群众闻讯自动加入送葬行列,向这位享有崇高声望的一代名医致以沉痛的哀悼。

笔者根据当年于课堂、临床学习中聆听卓老教诲并悉心研读他所撰著的《卓雨农中医妇科治疗秘诀》与十余万字的教案遗稿,初步对卓老的学术思想进行了探索,以期为今后的继续研究奠定基础。

一、调气血和脾胃滋补肝肾,概三法疗妇人诸疾

卓老学术特点之一:妇科疾病论治重在调气血,养肝肾,和脾胃。卓老十分重视"妇女以血为主,并以血为用"的生理特点。尝谓"血之运行如江河之水,周流不息,而月经之流畅与否皆赖乎气。""妊娠期间,气血通过冲任二脉下注胞中以养胎,所以妊娠病者,多以血气不和之故。""有胎者,贵冲任脉旺,气血充足,可保十月满足,分娩无虞。""生产之难易在于血之盈虚,若血多则润而产必易,是以未产之前但当培养气血为主。""产后亡血伤津,元气受损亦重在补血益气。至于瘀血内阻,去瘀宜兼以调气,瘀散气消血自行矣","胎既产,乳汁为冲任气

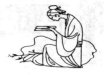

血所化。"同时他又强调指出，正是因为经、孕、产、乳的
自然耗损，数伤于血，加之妇女感情脆弱，情志易于郁结，
即妇女机体常处于"有余于气，不足于血"的气血相对不
平衡状态，使气血不调成为妇科疾病最常见的病机特征。
故治疗妇科诸疾，首重调理气血。然"血生于心火而下
藏于肝，其运行上下者脾也"；"气生于肾水而上主于
肺。"调理气血离不开五脏亦不可伤及五脏。五脏之中，
脾胃为后天之本，一为阴土，一属燥土，一主受纳腐熟，一
主运化敷布，相互协调而为生化之源、人体气机升降之枢
纽。是以治疗妇科病虽离不开和脾胃，但卓老认为"和
脾胃正是为了调气血。"肝为藏血之脏，司血海，性喜条
达，主疏泄一身气机。肾藏精，为元气之根，主宰天癸的
成熟和泌至，乃冲任之本，又主系胞，与经孕关系至为密
切。且肝肾母子之脏，一主疏泄，一主封藏，两者一开一
阖，互相依存，互相制约。对于"八脉丽于肝肾"之说，卓
老深以为然。调治疾病常从肝肾入手，认为治肝肾即是
治冲任，肝肾得养则冲任功能自然恢复。

　　具体施治，卓老重在"调理"，要在补而不滞，滋而不
腻，温而不燥，清而不凝，行而不破，涩不留瘀。如养血之
中时佐丹参、益母草；滋补肝肾诸方酌加山药、砂仁、台乌
等品；疏肝解郁，理气行滞习选香附、木香、香橼、柴胡、郁

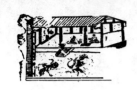

金、金铃炭;活血化瘀常用当归、川芎、丹参、赤芍、桃仁、牛膝、蒲黄、五灵脂、红泽兰、益母草之属;温经散寒首选桂心、台乌、吴茱萸、小茴香、鹿角霜等,均是其例。

二、查月经辨带下细析胎产,重生理以遣方用药

卓老学术特点之二:时时注意照顾妇女经、孕、产、乳的生理特点而辨证用药。如肝郁脾虚发为月经先期,卓老主以自拟方加减逍遥散,经行之初习用蜜炙柴胡,扬其疏肝解郁之长而避其升阳劫阴之瘠,同时配入红泽兰活血调经。月经既已提前来潮何需活血化瘀?卓老云:"经水初至宜以通调为顺,即或量多,亦不宜始即收止,恐致淋漓。其后方可用益母草、乌贼骨止涩之",诚经验有得之论。卓老治疗经行腹痛,抓住"气血受阻,经行不畅"的主要病机以辨明虚实,若属实证,则着重通经;若虚而兼实,则通补兼施。从其治疗痛经的诸多自制方的方名,即可体会到卓老辨证论治之灵活与精细,如补气益血佐以温经的胶艾八珍汤,补肾养血,温经止痛的益肾调经汤,舒肝理气治血的疏肝解郁汤,清肝泻火解郁的舒郁清肝汤,温经活血理气的温经定痛汤,温经活血,散寒行滞的温经止痛汤,活血散寒止痛的温经活血汤,以及治疗血热痛经的涤热逐瘀汤和凉血二黄汤等。对于妊娠安

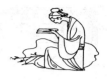

胎,卓老认为:"古人虽有逐月安胎之法,但如果不辨病情,按月投药,就不一定恰当","胎动不安,有寒热虚实等原因,而虚证最费调停",故其安胎方药变化多端,多从补肾健脾,益血养血立法制方,临证每收良效。又如产后摄生不慎,偶感风寒之邪,而病产后发热,论治时卓老十分重视产后亡血伤津、元气受损而多虚的生理状况,恪守"亡血家不可发汗"之训,拟方荆防双解散,药用荆芥、防风、桑枝、嫩苏梗、荠菜、淡竹叶等轻清之品以疏解外邪,甚而加服四物汤养血祛风双和之。

三、撷经方参时方酌为化裁,中规矩而自成方圆

卓老学术特点之三:应用古方,师而弗泥,用药如用兵,精而不杂。通过世代家传及个人长期诊疗实践的磨砺,形成组方药味少、用量轻、价低廉的特点。共和国元帅陈毅副总理生前曾当面赞誉卓老说:"你的中药,贫下中农看得起。"

凝集卓老毕生经验结晶的著述《卓雨农中医妇科治疗秘诀》一书就录载有他常用自制方剂155首之多,细为分析,其间多有匠心独运之处。

如据傅青主的清经散化裁而疗妇人血热月经先期或月经过多的加减清经散,即以生地易熟地取其滋阴清热

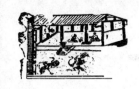

凉血之功,用知母代青蒿是因其发散而不宜,加玄参乃深明傅氏原方"使热去而阴不伤,血安则经自调"之旨。更妙在少佐丹参凉血化瘀,疏解血分热滞。其治疗阴虚血热证产后恶露不绝,于养阴药中选加茜根炭、乌贼骨化瘀止涩,配丹参一味,亦是防其热灼营阴余血而加剧产后瘀血内阻之势。

又如治疗阴虚肺燥、血热气逆而病经行吐衄,卓老自拟清金引血汤方,用麦冬、旱莲、茅根、藕节、桑叶、侧柏、黑芥穗滋阴清热止血,配以降香取其"性降而色赤,善降血中之逆气",使逆气降而血亦随之下降,吐衄自止。配大量泽兰(15克)借其活血化瘀而开下路之壅塞,下路通则倒行逆上之经血自然下行,此又是张锡纯学术思想的发挥与运用。再如所拟的通脉大生片,至今仍是成都中医药大学附院妇科的协定处方,作为院内制剂使用近50年,广泛应用于妇科各病种相应的适应证。

对于多数历久不衰,组方有法,疗效确切的历代名方,卓老在细为钻研的基础上,灵活变通在临床中广为应用。如东垣补中益气汤,卓老借其健脾益气,升阳举陷之功,重用党参,加大剂茜草根、乌贼骨治气虚失摄,经血失约的崩漏。原方去当归加阿胶、艾叶用于孕后胎失所载之胎动不安;减升阳举陷的升麻、柴胡,加活血化瘀的益

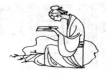

母草治疗产后气虚推运无力而病胞衣不下；配枳壳、益母草又用于治疗胞失举载而下坠的子宫脱垂等。

治疗妇科病证，卓老还告喻我们"对于一些周期长、见效慢的疾病，首先应实事求是地向病家进行仔细的解释，说明治疗的步骤和方法及持之以恒的必要性，取得她们的信任与合作。"实践证明，卓老独到的医理、精湛的医术、高尚的医德对于患者起到了心身治疗作用，是我们后学者值得效法和悉心研究的。

四、溯内难畅源流由博而约，熔一炉而惠及群生

卓老不仅是经验丰富的专家名医，而且是传道授业的一代宗师。他幼习岐黄，熟读《内经》《难经》《伤寒论》《金匮要略》等中医古籍，可谓理论基础雄厚，临证经验丰富。但为了搞好妇科教学，备课常至晨曦子夜，仅现存部分教案，即有十余万字之多。卓老还于繁忙的诊疗、教学之余，主持成都中医药大学妇科教研室编写出新中国成立后第一本《中医妇科学临床手册》（1958 年）和全国高等院校试用教材《中医妇科学》一、二版。"经断前后诸证"这一病名就是他首先建议拟名并提出病因病机、治疗原则和代表方药以进行系统认识的。可以说卓老是高等中医药院校《中医妇科学》教材的奠基者。教

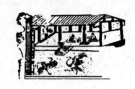

代序

学中，卓老多次强调"祖国医学源远流长，治学若不能溯源便难以畅流。"故病证无论大小，他讲解时均注意从源到流由博返约，采众家所长，结合个人体会，熔于一炉。诊断疾病，他告诫我们务必小心谨慎，如讲解"月经后期"时，卓老着重指出"诊断须仔细了解病员已婚未婚、已育未育，发病是否偶然，并注意脉象有无浮滑而圆如珠走盘之象，结合全身症状考虑，否则误人不浅"。辨证又应注意由近溯远，从点到面。从局部到整体系统而有条理地从容展开，全面分析，逐步认清本质，万万不可草率从事。治疗用药最忌庞杂，不可头痛医头，足痛医足，面面俱到。为帮助学生提高分析、认识妇科疾病的能力，卓老不时结合自己的心得体会对相类病证进行归纳比较，加强纵横联系。教案中，当以板书强调之处皆用着重号标明，哪些地方易于忽略、含混应予以提示，哪些地方应举例说明等等均以文字记录在案，如此等等。卓老严谨的学风，如同他丰富的临床经验一样是永远值得我们学习的。

成都中医药大学

刘敏如　卓启墀

谭万信　吴克明

2010 年 3 月于成都

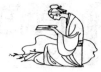

原修订说明

　　本书系我院已故名老中医、原附属医院副院长兼中医妇科学教研组主任卓雨农编撰的。本书参考我国历代有关中医妇科的主要论著,结合作者世传妇科和三十余年临床经验编写而成,对于妇科疾病证治,溯本追源,从理论到实践,阐述简明扼要,尤其比较全面和系统地记载、反映了作者的宝贵经验和特长,原书出版后,深受广大读者的欢迎和好评,一致认为本书是一本具有实际应用价值的临床用书,用于中医妇科的教学也有较好的参考价值。

　　为了适应当前中医药工作蓬勃发展的需要,满足广大读者的要求,出版社对本书提出修订再版的要求。为此,我院中医妇科教研组研究确定,由原协助卓雨农副院长编写该书的妇科老中医陶涵清同志执笔,对原书作了

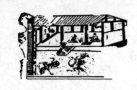
必要的补充和修改,在修编中特别注意补充了过去未收入的作者治疗和用药经验,使之更趋全面。之后,又经妇科教研组讨论,复经卓雨农生前好友唐伯渊主任审阅,最后经学院学术委员会审定。

由于我们水平有限,作者逝世已久,疏漏谬误之处在所难免,希望读者指正。

成都中医药大学学术委员会

1980 年元月

原　序

　　中医妇科治疗学，是一门研究治疗妇女疾病的规律的科学，它的产生和发展，与祖国其他各科医学的产生和发展有着密不可分的联系。几千年来，祖国医学在和妇科疾病作斗争中，针对妇女的病理特点，积累了丰富的临床经验和不少的文献资料，逐渐形成一种专门的医学。

　　祖国医学内容丰富，经验宝贵，是医学中的一大宝藏。继承和发扬祖国的医学遗产，更好地为人民的健康服务，为社会主义建设服务，是医药卫生工作者的光荣而艰巨的任务。在党的正确领导下，我院妇科教研组主任卓雨农和全组同志一道，根据他世代治疗妇女疾病的秘传和几十年的临床经验，参考各家的妇科文献资料，以经带、崩漏、癥瘕、妊娠、产后等各种疾病为主要内容，沿用中医理论，加以综合整理，编写而成，希望能交流经验，在

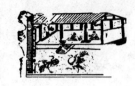

保护妇女健康方面有所裨益。

　　本书分上下两篇,共计 8 章,内容丰富,在对妇科疾病的病因病机辨证分型和治疗法则进行扼要论述的基础上选方用药也体现了简便有效的特色。该书对于我们学习中医妇科学和深入临床实践都有很大的帮助。

原成都中医学院院长

李斯炽

1961 年春节

原

序

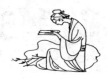

著者前言

　　关于妇科疾病,早在一千多年前《金匮要略·妇人病篇》中,就已分为胎、产、经带等类别,并提出了治疗方法。历代医家又各有发挥,写了许多专著,论述妇科疾病的病因、病状和治疗,其中有不少的精确理论和有效方药,构成了比较完整的中医妇科学。

　　本书就是根据中医理论,参考古今妇科文献,再结合世代家传和个人三十余年的临床经验,通过教学实践,系统地整理出来的。本书中的处方用药,除选用疗效显著的古今名方外,还着重增加了很多自制方剂,力求简便有效。

　　全书分上下两篇,共八章。上篇总论,主要介绍冲任督带四脉和妇女的生理关系,以及治疗原则。下篇各论,分别论述月经、带下、妊娠、临产、产后和妇女杂病的病

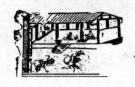

卓雨农中医妇科治疗秘诀

因、病理、辨证治疗的方法。每一证候分概述、辨证论治两个部分。为了追本溯源，又适当地引用了一些古人的学说，以便读者进一步钻研。

编写本书冀图内容精练，文字通俗，以利于临床中医和西医学习中医时作参考之用。但是，由于时间仓促，仍然难免有遗漏或错误之处，尚希读者指正。

著者前言

卓雨农

1961 年元旦

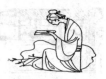
目　录

上篇　总　　论

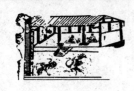

卓雨农中医妇科治疗秘诀

下篇 各 论

目
录

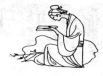

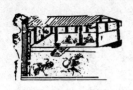

卓雨农中医妇科治疗秘诀

上篇 总 论

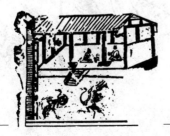

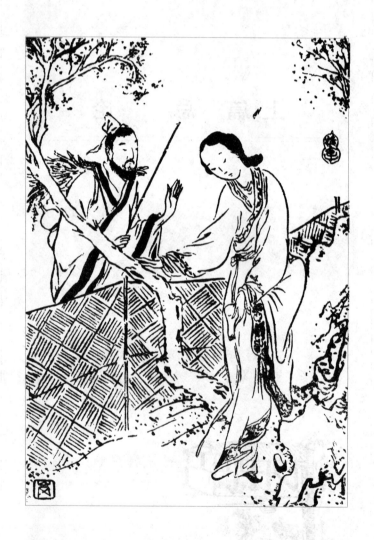

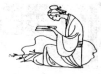

第一章　气血、脏腑、经脉与妇女生理的关系

　　妇女生理上的特点,主要表现在经、带、胎、产、乳等方面。维持这些生理功能,又有赖于气血充沛,脏腑安和,经脉畅通。其中尤以肾气和冲任二脉为最重要。《素问·上古天真论》说:"女子七岁肾气盛,齿更发长;二七而天癸至,任脉通,太冲脉盛,月事以时下,故有子;三七肾气平均,故真牙生而长极;四七筋骨坚,发长极,身体盛壮;五七阳明脉衰,面始焦,发始堕;六七三阳脉衰于上,面皆焦,发始白;七七任脉虚,太冲脉衰少,天癸竭,地道不通,故形坏而无子也。"这段记载,系统地叙述了女子的生理发育过程,并说明女子生殖机能的成长和衰退,决定于肾气、冲任的盛衰。可见肾气冲任直接关系着妇女的月经和胎产等生理功能,而肾气冲任的盛衰,又与气血、脏腑、经脉有直接关系。因此,研究妇女生理,必须以

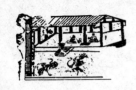

脏腑、经络、气血为核心,来探讨月经、胎产等正常生理功能、病理变化与脏腑、经络、气血的关系,其中尤以肾肝脾胃和冲任二脉在妇女生理上具有重要作用。

人体以脏腑经络为本,以气血为用。妇女的月经、胎孕、产育、哺乳等,都是脏腑、经络、气血化生作用的表现。

一、气血

月经主要成分是血,血是产生月经的物质基础。而血的生化、运行、统摄依赖于气。血是水谷精微,通过气的作用变化而成。《灵枢·决气篇》说:"中焦受气取汁,变化而赤是谓血。"可见血要赖气来生化。血在脉中,又需要气来推动,才能运行不息,营养全身。从妇女生理特点来说,血要气的推动,才能到达血海,注于胞宫,产生月经。同时赖气的统摄,月经才能按时来潮,不致过多过少。而气又需要血的营养,才能发挥温煦脏腑的正常功能。由此可见,血是物质基础,气是动力,气血是相互为用,不可分割的。

二、脏腑

气血来源于脏腑,五脏之中,心生血,肝藏血,脾统血,肺主气,肾藏精,为气血生化之源。其中肾肝脾胃与

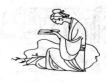

妇女生理特点的关系尤为重要。

肾主藏精，肾气旺盛，则精充血足，天癸至，任通冲盛，月事以时下。说明肾气是直接关系到妇女生长发育和生殖机能的根本。

肝藏血主疏泄，有储存血液、调节血量的作用。妇女月经正常与否，与肝的藏血和疏泄功能有关。肝气条达，经脉畅通，则月经胎产正常。

脾主运化，输送精微上注于心肺而化为血，为血液生化之源。脾又统血，在产生月经的机制上，起着生化统摄的重要作用。

胃与脾有密切联系，胃主受纳，脾司运化，共同担负消化吸收的任务，均为气血生化的源泉。《素问·玉机真脏论》说："五脏者，皆禀气于胃，胃者五脏之本也"。胃的经脉下行，与冲脉交会于"气冲"穴，故有"冲脉隶于阳明"，"谷气盛则血海满"的说法。胃的经脉沿乳中线下行，故乳房属胃。胃气的强弱与乳汁多少亦有关联。

三、经络

人体有十二经脉，奇经八脉，十五别络，经筋等。与妇女生理密切相关的，是冲任督带四脉，其中冲任二脉尤为重要。

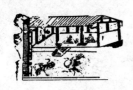

冲任督带四脉,是奇经八脉的重要组成部分,与十二经脉密切相连,直接关系着生殖机能。因此,对妇女生理、病理、诊断、治疗的分析探讨,四脉是重要的一环。

冲脉,为总领诸经气血之要冲,通受十二经的气血,故有"五脏六腑之海"、"血海"等名称。冲脉起于胞中,沿会阴上行与任脉会于咽喉,络于唇口。冲脉与全身经脉有广泛的联系,故称为太冲脉。女子发育成熟后,脏腑气血充盛,血海满盈,下注胞宫成为月经。冲脉有了病变,表现为气从少腹上冲,腹中胀急疼痛,疝瘕遗溺,女子不孕等。

任脉,有孕养之义,因三阴经均会于任脉的曲骨、中极、关元穴,精血津液都属任脉总司,故称"任脉主一身之阴"、"任为阴脉之海"、"任为妇人妊养之本"。其经脉亦起于胞中,出会阴,循行于胸腹正中线,上至面部,与胃脉交于承浆穴。因任脉主一身之阴,又与胞宫相联属,故任脉之气通,能促成月经和胎孕。王冰说:"冲为血海,任主胞胎,二脉相资,故能有子",更具体指出了冲任二脉的生理功能。任脉有了病变,男子内结七疝,女子带下瘕聚。冲任二脉通盛,固然是产生月经的主要条件,但要保持月经正常,又与督带二脉相关。

督脉有总督的含义,手足三阳经,皆会于督脉的大椎

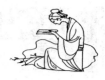

穴,故有总督诸阳的说法。督脉为阳脉之海,与任冲同起于胞宫,出于会阴。督脉行身之后,主一身之阳,任脉行身之前,主一身之阴,两脉至唇口会于龈交穴。任督二脉循环往复,维持阴阳平衡,气血通畅,从而保持月经正常来潮。督脉有了病变,主要表现脊柱强直、角弓反张等。

带脉围腰一周,起于季肋,止于季肋,约束全身经脉。冲任督三脉,均有经脉与之相通,受它约束。张子和说:"督冲任三脉同源而异行,皆属于带脉,带犹束带。"带脉为病,表现为腹部胀满,腰溶溶如坐水中,带下等病,这些都是带脉病变所出现的症状。

综上所述,可以看出,气血、脏腑和经络的生理功能,与妇女经带胎产乳有着密切的关系,气血是经孕产乳的物质基础,脏腑是气血生化之源,经络是气血通行的道路。脏腑安和,气血旺盛,经脉畅通,则经孕产乳自然正常;反之如果某种病因导致气血不调,脏腑功能失常,冲任二脉损伤,势必影响妇女正常生理而产生妇科疾病。因此,研究妇科学,必须了解脏腑气血冲任在妇女月经胎产方面的重要作用,才能在错综复杂的病变中,审证求因,辨证论治。

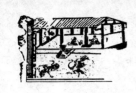

第二章　妇科疾病的治疗原则

　　妇科疾病的治疗原则和祖国医学的其他各科一样，从整体出发，根据辨证论治的精神，着重调整和恢复全身机能。因此，必须运用四诊、八纲，仔细诊察形、气、色、脉，结合气候、季节、地区、饮食、起居、性情、旧病等，追寻起病原因，分清寒热虚实，气血痰郁，然后确定治疗方法。妇女由于生理关系，感情容易激动，往往引起气血不调，脾胃失和，肝肾亏虚，冲任损伤等病理改变，进而导致经、带、胎、产等疾病。因此，在临床上，对妇科病症的治疗，常需遵循以下治疗原则和大法：

一、调气血

　　妇女以血为本，汪石山说："妇人属阴，以血为本，但人肖天地，阴常不足，妇人加有哺乳、月经之耗，是以妇人血病者多。"气为血帅。朱丹溪说："血为气之配，气热则

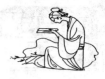

热,气寒则寒,气升则升,气降则降,气凝则凝,气滞则滞,气清则清,气浊则浊。"指出血的运行,有赖于气的主持和推动。唐容川说:"运血者气也,守气者血也,气病则血不能独行,血病则气不能独化",就是血和气互相依存,不可分离的很好说明。妇科病虽然以伤血为主,但血病必连及气。也有一些疾病是气病连及血的,如气滞引起的痛经、经少、经闭等。因此,治疗妇科疾病,首先着重调气血,气血调匀,则诸脏安和,经脉通畅,胎产经带等疾病就可痊愈。即使需用清凉、攻下诸法,也应注意不要伤及气血,才能收到良好的效果。

二、和脾胃

脾胃是后天之本,生化之源。胃主受纳和腐熟水谷;脾主运化水湿,敷布精液。水谷入胃,通过腐熟运化,才能上奉于心而生血。《素问·经脉别论篇》说:"食气入胃,浊气归心,淫精于脉……饮入于胃,游溢精气,上输于脾。"《灵枢·决气篇》说:"中焦受气取汁,变化而赤是谓血。"都明确指出脾胃的重大作用。《素问·阴阳别论篇》说:"二阳之病发心脾,有不得隐曲,女子不月。"说明由于情志不舒,影响脾胃,不能受纳、腐熟、运化、敷布,受气取汁,变化而赤,于是心无所生,肝无所藏,冲任无血以荣,就必然发生经、带、胎、产等疾病。所以,薛立斋说:"血者,水谷之精气也,和调五脏,洒陈六腑,在男子则化

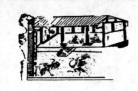

为精，在妇人则上为乳汁，下为月水。故虽心主血，肝藏血，亦皆统摄于脾，补脾和胃，血自生矣。"这就把脾胃在妇科上的重要性说得很透彻了。和脾胃正是为了调气血，可见和脾胃是治疗妇科病重要的一环。尤其是老年妇女，经断以后，肾气衰弱，气血俱虚，全赖水谷滋养，此时补脾胃以资化源，就更为重要。

三、养肝肾

肝为藏血之脏，性喜条达。如情志愉悦舒畅，肝气冲和，则血脉流通，经血正常。反之，木郁不达，化而成火，发而为怒，则血横溢，甚或内灼津液，成为血枯。肾藏精而系胞，通诸经之血，为冲任之本。肾为肝之母，主闭藏；肝为肾之子，主疏泄。两者一开一阖，同处下焦，互相依存，互相制约。因此，在临床上，往往肝肾并称。《傅青主女科》说："夫经水出诸肾，而肝为肾之子，肝郁则肾亦郁矣，肾郁而气必不宣，前后之或断或续，正肾之或通或闭耳。"说明了肝肾相互为用的道理。而肝肾经脉所过之处，又与冲任有密切关系。冲脉起于气街并少阴之经，挟脐上行，肝经之脉，起于足大趾之端，上循足趾上廉，上腘内廉，循股阴，入毛中，过阴器，抵小腹，上行至巅顶与冲任之脉并行。所以，古人有"八脉丽于肝肾"的说法。妇科疾病多为冲任损伤，冲任损伤将影响肝肾，肝肾有了病变，亦可影响冲任。临床常见的妇科病，如经闭、崩漏、带下、滑胎等，既由

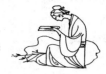

于冲任损伤,又和肝肾失养有关。因此,在治疗时,常常从肝肾入手,治肝肾即是治冲任。肝肾得养,则冲任的功能自然恢复。故养肝肾也是治疗妇科疾病的原则之一。

第二章 妇科疾病的治疗原则

下 篇 各 论

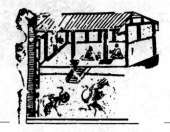

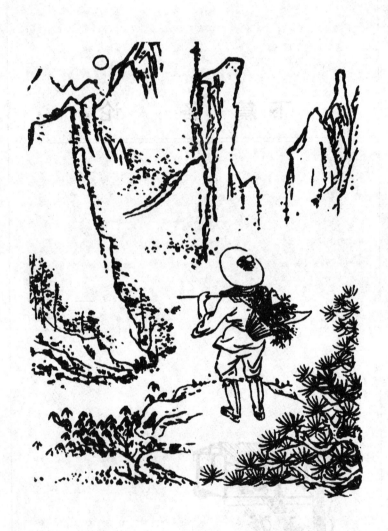

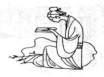

第一章　月经疾病

　　根据女子生理发育和衰老的规律,到了 14 岁左右,任脉通,太冲脉盛,月经就按时来潮,一直到 49 岁左右,冲任虚衰,天癸枯竭,月经就不再来潮。这说明妇女在一定的年龄内,除生理上的特殊情况(妊娠和哺乳期)外,都有月经。正常的月经,每月一次,经常不变,所以称为"月经"。月经周期是有一定的,一般为 28 天(有的稍有出入)。如在 22 天以后,34 天以内按期来潮,经常如此,并无其他的特殊感觉,亦属正常月经。如果超出这个范围,或有特殊不适,那就是异常了。异常的月经,有生理特殊和病理变化两种。如古书中载有两月一行的叫"并月",三月一行的称"居经",一年一行的为"避年",还有终身不来月经而能受孕的叫"暗经",受孕后仍按月行经的叫"激经",这些都属于生理上的特殊现象,不是月经

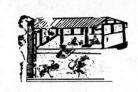

疾病。如果经期超前退后,过多过少,以及经行腹痛,经闭不行,崩中漏下等,均属于病理变化的月经异常,也就是月经疾病。

产生月经病的原因很多,归纳起来,不外三种:即内因、外因和不内外因。

内因就是七情内伤,致使月经不调。《女科撮要》说:"故心脾平和则经候如常,苟或七情内伤,则月经不调矣。"说明精神因素,可以导致月经不调。《内经》说,"脾统血,肝藏血。"恚怒伤肝,忧思伤脾,由于七情刺激,肝脾损伤,以致引起月经不调。

外因是指六淫侵袭。陈自明《妇人大全良方》说:"妇人月水不调,乃风邪乘虚客于胞中,而伤冲任之脉。"肖慎斋《女科经纶》引王子亨曰:"若寒温乖适,经脉则虚,如有风冷,虚则乘之,邪搏于血,或寒或温,寒则血结,温则血消,故月水乍多乍少,为不调也。"可见起居不慎,寒温失宜,亦可导致月经疾病。

不内外因是指饮食不节,劳倦过度,以及房室不慎等。沈金鳌《妇科玉尺》说:"亦有因饮食停滞,致伤脾胃者。"《景岳全书·妇人规》说:"又或为欲不谨,强弱相凌,以致冲任不守者,亦复不少。"这些不内外因,也能引起月经疾病。

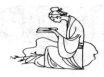

　　总的说来，无论哪种原因所引起的月经疾病，临床时都应详细辨证，才能得到正确的诊断和治疗。

　　月经疾病的诊断，仍不外运用四诊八纲的辨证方法。除根据月经的期、量、色、质等特点外，还必须参合全身症状，辨别寒热虚实。从经期来说，月经先期，多属热属实，后期多属寒属虚，先后无定期，多为肝气郁结。但也不是绝对的，临床时仍须详细辨别。在色量方面，一般以量多而质浓的属实，色淡量多，属气血俱虚，色黑质薄或如黑豆汁的属虚寒，色紫赤、鲜红或紫黑的属热，色淡红而量少的属血虚，色淡质黏的属痰湿，凝结成块的属气滞或血瘀，如瘀块色黯黑，兼见寒证的属寒凝，瘀块鲜明而紫黑，兼见热证的属热结。这里仅举其大概，详细的诊断，将在各病中讨论。

　　处理月经疾病，首先着重预防。平时应注意饮食起居，做到节饮食，适寒温，调节喜怒忧思，避免情绪影响，特别是在月经期中更要注意调护。《校注妇人良方》说："若遇经行，最宜谨慎，否则与产后证相类。若被惊恐劳役，则血气错乱，经脉不行，多致瘕瘕等疾；若逆于头面肢体之间，则重痛不宁；若怒气伤肝，则头晕胁痛呕血，而瘰病疮疡；若经血内渗，则窍穴淋漓无已。"指出忽视经期卫生所产生的后果。这种以预防为主的精神，是值得我

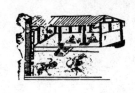

们效法的。如不慎而发生了月经疾病,又当详审病情,分清寒、热、虚、实,从而辨证施治。

第一节　月经不调

正常的月经周期,大约 28 天,也就是一月一次。月经不调,是指月经周期、经期、经量、色、质等发生异常的现象。表现在临床症状上,有月经先期、月经后期、月经先后无定期、月经过多、月经过少和倒经等类型。一般中医书籍多以先期为热,后期为寒,过多为有余,过少为不足。其实先期亦有属寒的,后期也有属热的,过多也有属虚的,过少也有属实的。必须结合全身症状,以及月经的色、质、量等仔细分辨,切忌偏执一见,贻误病机。正如程钟龄《医学心悟》说:"假如脏腑空虚,经水淋漓不断,频频数见,岂可便断为热;又如内热血枯,经脉迟滞不来,岂可便断为寒。必须察其兼症,如果脉数内热,唇焦口燥,畏热喜凉,斯为有热;如果脉迟腹冷,唇淡口和,喜热畏寒,斯为有寒……再问其经来血多色鲜者,血有余也,血少色淡者,血不足也。"这简要地说明了不能单凭经期的先后、血量的多少分别寒热虚实,还必须结合全身症状,才能作出正确的诊断。

治疗月经不调,应以调经为主,施治的方法,则因证

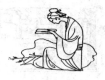

而异。肖慎斋《女科经纶》说："妇人有先病而后致经不调者,有因经不调而后生诸病者。如先因病而后经不调,当先治病,病去则经自调;若因经不调而后生病,当先调经,经调则病自除。"这就提出了治疗月经不调首先要分清经痛和他病、先病和后病的原则。

一、月经先期

【概述】

正常的月经大约三旬一至,和农历一个月的时间差不多。不到期而月经来潮(不满 22 天即来,并伴有其他不适的症状),就称为月经先期,又称为经水先期、经早。但也有偶然先期而来,并无其他伴发症状,则不应作月经先期处理。张景岳在《景岳全书·妇人规》中说："所谓经早者,当以每月大概论,勿以素多不调,而偶见先期者为早。"这确属经验之谈。

月经先期的原因,归纳起来,有属于血热,有属于气虚,有属于气滞肝郁,有属于瘀血。《女科经纶》引王子亨说："阳太过则先期而至。"朱丹溪《丹溪心法·妇人门》也认为"经水不及期而来者血热也。"这是属于血热的月经先期。《傅青主女科》说："先期而来多者,火热而水有余也;先期而来少者,火热而水不足也。"这是从月

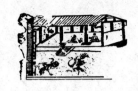

经先期的经量多少来分实热虚热的。《景岳全书·妇人规》说:"若脉证无火而经早不及期者,乃心脾气虚不能固摄而然。"是指因气虚不能摄血,以致月经不及期而早下。薛立斋《女科撮要》说:"……若先期而至者,有因脾经血燥,有因脾经郁滞,有因肝经怒火。"是指由于肝脾郁滞而引起的月经先期。此外,亦有气滞血瘀而月经先期者。在临床时,必须详辨寒热虚实,分别论治。

【辨证论治】

月经先期的病因不同,所表现的症状也就各异,临床上必须根据四诊八纲辨证论治。《景岳全书·妇人规》说:"所谓经早者,当以每月大概论;所谓血热者,当以通身藏象论。勿以素多不调,而偶见先期者为早;勿以脉证无火,而单以经早者为热。"这些论述,确实属于月经先期的辨证要点。要达到治疗目的,首先要诊断正确,才能施治无误。因此,辨清疾病的属性,是治疗上的关键问题。同时还必须注意兼证,细心观察,辨清主次,权衡轻重,作出恰当的处理。这就是辨证论治的特点。《景岳全书·妇人规》说:"……然先期而至,虽曰有火,若虚而挟火,则所重在虚,当以养营安血为主。矧亦有无火而先期者,则或补中气,或固命门,皆不宜过用寒凉也。"指出超前虽然属热,如系虚而夹热,则治疗的重点就应摆在补

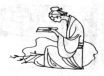

虚方面;如果症状没有热证的表现,就应用补气摄血的方法。只要有虚象存在,无论有热无热,均不宜过用寒凉药物。这是治疗月经先期的重要原则。因此,临证时应结合病人的全身症状,找出致病的根本原因,然后立法遣方。属于血热的,宜清热凉血;兼见虚象的,宜养阴清热;属于气滞的,宜理气宣络;兼肝郁的,宜舒肝解郁;属于血瘀的,宜行血逐瘀;属于气虚的,宜补气益血;如虚而兼寒,宜温经补虚。此外,还须辨别是否夹痰夹湿,以及感受风寒等,分清标本缓急,随证施治。

临床常见的月经先期,有血热、气虚、气滞、血瘀等四种类型。

【证型】

1. 血热型

症状

月经先期量多,经色紫,时夹血块;面红,口渴喜凉饮;舌质红或绛,唇赤苔黄燥,甚则口舌糜烂,脉弦数。

治法

清热凉血。加减清经汤主之(自制方)。

方药

丹参9克,地骨皮15克,白芍9克,生地9克,黄柏6克,知母9克,玄参9克。

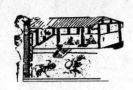

服法

水煎,温服。

加减法

如经量过多色紫,宜清热止血,清热固经汤主之(自制方)。

方药

生地 15 克,白芍 9 克,黄柏 6 克,知母 6 克,黄连 3 克,丹参 9 克,艾叶 6 克,甘草 3 克,益母草 12 克,阿胶(烊化冲服)9 克。

服法

水煎,温服。

血热而虚者,经色红量少无凝块;潮热,头晕,心烦;舌淡红,苔薄黄少津,脉细数。宜滋阴清热,两地汤主之(《傅青主女科》)。

方药

大生地 30 克,玄参 30 克,白芍 15 克,地骨皮 9 克,麦冬 15 克,阿胶 9 克(烊化后冲服)。

服法

水煎,温服。

2.气虚型

症状

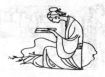

月经超前,色初淡后红,量不太多,时或凝块;头晕神疲气短;舌淡苔白润,脉虚缓。

治法

补气健脾,养血调经。加味四君子汤主之(自制方)。

方药

党参15克,白术9克,茯苓9克,甘草6克,秦当归6克,酒芍6克。

加减法

经量过多者,加黄芪15克,乌贼骨24克。

服法

水煎,空腹温服。

(1)兼见心悸气短,有小腹下坠感,经量多,色红,质清稀者,又宜补脾扶气,宁心安神,用归脾汤(《济生方》)。

方药

党参15克,白术9克,茯苓9克,秦当归6克,黄芪15克,酸枣仁12克,远志6克,桂圆肉12克,炙甘草6克,木香6克。

加减法

腹痛者,加小茴香3克;心悸甚者,加柏子仁9克,五

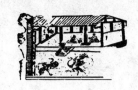

味子9克。

（2）气虚兼寒者，经色暗红，甚或色黑质薄；腹痛觉冷喜按，得热则减。宜补气温经，加味八珍汤主之（张兰田方）。

方药

秦当归9克，川芎6克，白芍9克，熟地9克，党参9克，陈皮6克，香附12克，白术9克，延胡索6克，小茴香4.5克，杜仲9克，肉桂1.5克，茯苓9克，炙甘草3克。

服法

水煎，温服。

（3）气虚偏热者，经色红而量多；时有潮热，头晕心悸；苔黄微干，舌红，脉细数无力。宜扶气清热，用养阴益气汤（自制方）。

方药

泡参15克，丹参9克，地骨皮15克，白芍12克，黄柏6克，麦冬12克，五味子3克。

服法

水煎服。

3.气滞型

症状

经行先期，虽行而不畅，或夹有血块；少腹胀痛，胀甚

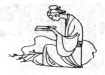

于痛,或连及胁肋,精神抑郁,苔薄白舌质正常或略红,脉弦涩。

治法

宜理气和血。加减乌药汤主之(自制方)。

方药

乌药9克,砂仁2.4克,延胡索6克,木香4.5克,槟榔3克,当归9克,白芍9克,甘草3克。

加减法

不夹血块者,去延胡索;血行不畅者,加川芎6克。

服法

水煎,温服。

气滞多有下面两种情况:

(1)肝郁脾虚的经行量多色红,两胁胀痛,心烦梦多;苔白或微黄,脉弦。宜平肝补脾,行气舒郁,加减逍遥散主之(自制方)。

方药

牡丹皮6克,山栀仁6克,柴胡6克,秦当归6克,白芍6克,白术9克,茯神9克,香附9克,泽兰9克。

加减法

头晕发热者,去当归,加益母草9克。

服法

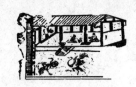

水煎,微温服。

(2)肝郁血热的经行量少色红,潮热自汗,头晕心烦;舌红苔黄,脉弦细。宜平肝解郁,佐以清热。清肝达郁汤主之(《医醇賸义》)。

方药

银柴胡4.5克,当归9克,赤芍9克,赤苓9克,牡丹皮6克,焦山栀9克,橘叶6克,滁菊花9克,橘白3克,薄荷叶1.5克,炙甘草6克。

加减法

汗多者,去薄荷,加泡参12克,鳖甲9克。

服法

水煎,微温服。

4.血瘀型

症状

月经先期,经色紫,质黏稠,中夹血块,腹痛拒按;舌质淡红,或略带紫色,苔黄而干,脉沉涩有力。

治法

行血逐瘀,佐以清热。桃红四物汤主之(张香南方)。

方药

生地12克,当归尾9克,赤芍9克,川芎6克,桃仁6

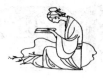

克,红花6克,牡丹皮9克,五灵脂9克。

服法

水煎,空腹服。

血瘀偏寒者,经色黑有块,少腹冷痛,得热稍轻;苔白润,脉沉紧。治宜温经导滞。加味牛膝逐瘀散主之(自制方)。

方药

牛膝9克,桂心6克,赤芍6克,桃仁6克,当归6克,木香6克,川芎3克,焦艾9克。

服法

水煎,温服。

二、月经后期

【概述】

月经后期,又称为经迟,是指月经过期七八日,甚至延迟至十余日始来,并伴有全身不适或其他症状的一种疾病。发生月经后期,有血寒、血热、血虚、血瘀、气郁、痰阻等原因。如经行后期而量少色淡,畏寒喜热的,属于血寒。《景岳全书·妇人规》说:"凡血寒者,经必后期而至。血何以寒?亦惟阳气不足,则寒从中生,而生化失期,是即所谓寒也。"如色紫有块,兼见腹痛脉数苔黄,此

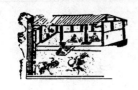

属血热后期。《景岳全书·妇人规》又说："其有阴火内烁，血本热而亦每过期者，此水亏血少，燥涩而然。"若禀赋不足，身体瘦弱，以致月经不能应期而来的，是为血虚。《丹溪心法》说："过期而至，乃是血虚。"如经血瘀留涩滞，腹痛拒按，则属血瘀。《医宗金鉴·妇科心法要诀》说："经来往后退，日过三旬后者，属血滞……若色紫血多，腹胀痛者，则属气实，血多瘀滞，有余之病也。"此外，也有由于气郁的，《妇科玉尺》说："妇女经不调者，或由诸般气滞也。"《女科经纶》引方约之说："凡妇人病……多是气血郁结，故治以开郁行气为主。"还有由于痰涎阻滞，致经水退后的，《万氏女科》说："……挟痰者，痰涎壅滞，血海之波不流，故有过期而经始行，或数月而经一行。"

从以上这些论述看来，月经后期的原因，仍不外寒热虚实，只要临床时具体分析病情，注意兼证，就可作出正确的诊断。

【辨证论治】

月经后期，既有寒热虚实不同的属性，自然就会出现不同的症状。临床上，应根据经量、经色以及全身症状，结合舌色和脉象，仔细分辨，才能作出正确的诊断和治法。《景岳全书·妇人规》说："凡阳气不足，血寒经迟者，色多不鲜，或色见沉黑，或涩滞而少；其脉或微或细，

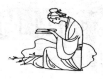

或沉迟弦涩;其脏气形气,必恶寒喜暖,凡此者皆无火之证。"从这些论述说明,不能认为后期即为寒证,色紫黑即是有热,必须结合全身情况进行分析。这是辨证极需注意的问题。

【证型】

1. 血寒型

症状

月经退后,经色黯红或淡红,量不多,面色青白或萎黄,喜热畏寒,形体倦怠,少腹冷痛,得热则减;舌质淡,苔薄白,脉沉迟或细弱。

治法

温经散寒。温经汤主之(《和剂局方》)。

方药

党参 15 克,牛膝 6 克,当归 9 克,川芎 6 克,桂枝 6克,牡丹皮 6 克,甘草 6 克,芍药 9 克,莪术 6 克。

加减法

经量多者,去牛膝、莪术,加焦艾 9 克。

服法

水煎,温服。

(1)兼气虚者,经色淡,量多,质薄;腰腹或有胀痛,精神不振,大便溏薄,脉迟而虚。宜益气温经,佐以养血,

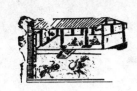

加味十全大补汤主之(自制方)。

方药

党参15克,黄芪15克,肉桂3克,白术9克,茯神9克,秦当归6克,川芎3克,白芍9克,蕲艾6克,阿胶9克(烊化冲服),熟地(砂仁炒)12克,炙甘草6克。

加减法

经量过多者,去川芎,加乌贼骨15克。

服法

水煎,温服。

(2)兼气滞者,经色晦暗,量不太多;少腹痛,腰胀,微恶寒;苔白脉迟。宜温寒行滞,调气活血。加减苍莎饮主之(自制方)。

方药

茅苍术6克,云苓9克,香附9克,台乌6克,炮姜3克,红泽兰12克,秦当归6克,川芎6克,血木通6克。

服法

水煎,温服。

2. 血虚型

症状

经行后期,色淡量少:身体瘦弱,面色苍白带黄,皮肤干枯,头晕,时有痛感,耳鸣眼花,心悸不眠,腰酸腿软,四

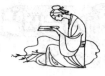

肢清冷,大便燥结;舌淡无苔,脉象虚细。

治法,补血为主,佐以益气。归地滋血汤主之(自制方)。

方药

秦当归12克,熟地9克,鹿角霜9克,党参12克,桑寄生12克,白术9克,枸杞9克,山茱萸9克,香附9克。

加减法

量少色红,时感烦躁者,去鹿角霜、枸杞、萸肉,加丹参12克,泽兰9克。

服法

水煎,空腹服。

兼气虚者,经行量少,精神萎靡,面色淡黄不润;舌淡红,苔薄白,脉沉弱。宜补气益血。八珍汤主之(《六科准绳》)。

方药

党参12克,白术12克,茯神12克,秦当归6克,熟地12克,白芍6克,川芎3克,甘草3克。

服法

水煎,空腹,温服。

3. 血热型

症状

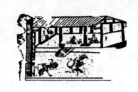

经行后期，量少色紫黑有块；少腹胀痛，口渴喜饮，心中烦热，苔黄舌绛，脉数。

治法

凉血清热，佐以滋阴。滋阴活血汤主之（自制方）。

方药

当归 6 克，白芍 9 克，熟地 9 克，天冬 9 克，麦冬 9 克，瓜蒌根 9 克，红花 3 克，桃仁 3 克，山栀仁 9 克。

加减法

热甚口燥渴者，去当归、熟地，加生地 9 克。

服法

水煎，温服。

血热兼阴虚者，经量少色紫红；腹不胀痛，时作潮热，口干燥，手足心发热；苔薄黄少津，舌质红，脉虚数。宜养阴清热。加减一阴煎主之（自制方）。

方药

生地 12 克，芍药 9 克，熟地 9 克，知母 9 克，地骨皮 9 克，麦冬 9 克，炙甘草 1.5 克。

加减法

潮热甚者，去熟地，加重生地为 24 克，青蒿 60 克，鳖甲 12 克。

服法

卓雨农中医妇科治疗秘诀

下篇·各·论

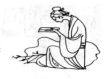

水煎,空腹服。

4.血瘀型

症状

月经退后,色乌黑有块;腹胀痛拒按,块下痛稍减,腰胀腿酸,舌质紫黯,苔白润,脉沉实。

治法

行血散瘀,佐以理气。过期饮主之(《证治准绳》)。

方药

当归6克,白芍6克,香附6克,熟地6克,川芎3克,红花2.1克,桃仁泥2.1克,莪术6克,木通6克,肉桂2.4克,甘草3克。

加减法

腹痛剧烈,经行不利者,倍用红花、桃仁、莪术。

服法

水煎,食前温服。

兼气滞者,量少色黑有凝块,经期增长;面色不润;苔薄白,脉沉紧或弦涩,宜行气逐瘀。加减牛膝汤主之(自制方)。

方药

土牛膝9克,当归尾9克,酒丹参9克,桃仁9克,香附9克,台乌6克,延胡索9克,檀香9克。

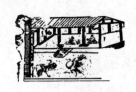

卓雨农中医妇科治疗秘诀

服法

水煎,温服。

5. 气郁型

症状

月经退后,行而不畅,量少,色较正常;经前少腹胀痛,胀甚于痛或连及胸胁,时痛时止;胸脘满闷,时欲嗳气,精神抑郁;舌淡苔白,脉弦涩,或滑而无力。

治法

理气舒郁,佐以活血。九味香附丸主之(《济阴纲目》)。

方药

川芎8克,酒芍8克,生地8克,白术15克,黄芩9克,当归6克,陈皮4.5克(去白),小茴香3克(炒),香附9克。

服法

共研细末,醋糊为丸,如梧桐子大,每服9克,食前以酒或白开水服下。

气郁兼寒者,量正常色黑,间有血块;腰腹微有胀痛;苔薄白而润,脉沉迟或沉弦。宜散寒调气,佐以活血。加味佛手散主之(自制方)。

方药

下篇·各论

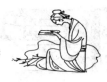

当归 9 克,川芎 6 克,党参 12 克,香附 12 克,台乌 6 克,吴茱萸 6 克,桑寄生 12 克,延胡索 6 克。

服法

水煎,温服。

6.痰湿阻滞型

症状

月经错后,色淡而黏稠;白带甚多;身体肥胖,胸闷脘胀,痰多,胃纳减少;舌淡苔白腻,脉象弦滑。

治法

除湿导痰,佐以行血。加味二陈汤主之(《沈氏尊生书》)。

方药

当归 9 克,川芎 6 克,茯苓 9 克,半夏 9 克,陈皮 9 克,甘草 3 克。

服法

水煎,温服。

兼脾虚者,心悸气短,大便溏薄;月经前白带甚多,精神疲倦,面色㿠白;舌质淡,苔薄白,脉虚滑。宜补气祛痰。六君子汤主之(《和剂局方》)。

方药

党参 15 克,茯神 12 克,白术 9 克,法半夏 9 克,陈皮

6克,炙甘草3克。

加减法

量少色淡者,加香附9克,当归9克,延胡索9克;脘腹作痛,饮食减少者,加木香9克,砂仁4.5克。

服法

水煎,温服。

兼血虚的:经色淡而量少,面色苍白或淡黄,头晕心悸,舌质淡红,脉细滑。宜养血祛痰,导痰调经汤主之(自制方)。

方药

秦当归9克,丹参9克,橘红4.5克,菖蒲3克,竹茹9克,泽兰12克。

服法

水煎,温服。

三、月经先后无定期

【概述】

月经先后无定期,是指月经不按周期来潮,或先或后,或断或续,没有一定时间。这种症状,古人称为经乱、月经愆期。发生本病的原因很多,有血虚、脾虚、肝郁、肾虚、血瘀、心肾不调等。《景岳全书·妇人规》说"凡女人

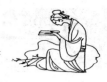

血虚者,或迟或早,经多不调。"《女科诊治秘方》说:"经来或先或后,名曰愆期,此由脾胃虚弱,冲任伤损,气血不足。"《傅青主女科》说:"妇人有经来断续,或先或后无定期,人以为气血之虚也,谁知是肝气之郁结乎。"张景岳说:"凡欲念不遂,沉思积郁,心脾气结,致伤冲任之源,而肾气日消,轻则或早或迟,重则渐成枯闭。"此外,尚有因瘀血阻滞,血不归经,以及因心气不调,不能下交于肾,而致月经先后无定期的。总的说来,引起月经先后无定期的原因虽然很多,但虚证比较常见。因此,在临证时宜注意鉴别,勿犯"虚虚实实"之戒。

【辨证论治】

导致月经愆期的原因很多,归纳起来,不外是脾虚、肾虚、气郁、血瘀等原因。因为脾统血,如果脾气虚弱,统摄功能失常,往往影响经期错乱。而气又为血之帅,气行则血行,气滞则血滞;再如血瘀阻滞,新血不得归经,也是导致月经提前、推后的因素。在诊断时,须依照四诊八纲详细鉴别。《景岳全书·妇人规》说:"当察脏气,审阴阳,详参形证脉色,辨而治之,庶无误也。"

其治法应以调气养血为主。而具体的方法,又当根据病情来决定。血虚宜补血益气,脾虚宜健脾和胃,肝郁宜调肝解郁,肾虚宜滋肾培元,血瘀宜活血通瘀,心肾不

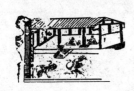

调宜养心益肾。临证时,当察其偏寒偏热,夹湿夹痰等不同情况,随证加减。

【证型】

1. 血虚型

症状

经来先后无定期,色淡量少;经后腹部反痛,喜抚按;心虚易惊,食眠欠佳,精神疲惫,腰膝酸软,面色萎黄;舌淡苔薄,脉象细弱。

治法

养营补血,益气扶脾。小营煎主之(《景岳全书》)。

方药

当归6克,熟地9克,炒白芍9克,山药12克,枸杞9克,炙甘草6克。

加减法

梦多自汗者,加枣仁9克,茯神9克,浮小麦15克。

服法

水煎服。

兼气虚者,经量多,神疲气短,面无血色,苔薄白舌质淡,脉虚弱。宜气血双补,八珍汤主之(《六科准绳》)。

方药

党参12克,白术12克,茯神12克,秦当归6克,熟

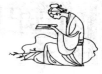

地 12 克,白芍 6 克,川芎 3 克,甘草 3 克。

加减法

如心烦不眠,头晕耳鸣者,加枣仁 9 克,山茱萸 9 克,阿胶珠 9 克。

服法

水煎,温服。

2. 脾虚型

症状

经行或先或后,或断或续,色淡;面色苍黄,精神疲倦,手足不温,心悸气短,有时腹胀,口淡无味,食少易吐,大便溏薄;舌苔白腻,脉濡。

治法

培土扶脾,加减参苓白术散主之(自制方)。

方药

党参 15 克,茯神 6 克,白术 9 克,甘草 6 克,木香 6 克,砂仁 3 克,淮山药 12 克,扁豆 12 克。

加减法

腹痛者,加焦艾 9 克;腰痛者,加杜仲 12 克,续断 9 克。

服法

水煎,温服。

脾虚偏寒者,经行无定期,色紫黑,量较多而质薄;心跳心累,手足不温,胃脘不舒,时欲热饮;舌淡苔白,脉虚迟。宜温中散寒,益气调血,温胃饮主之(《景岳全书》)。

方药

党参12克,白术12克,扁豆15克,陈皮3克,干姜6克,炙甘草6克,当归6克。

加减法

腹痛者,加吴茱萸3克;呕吐者,加半夏6克,砂仁3克。

服法

水煎,温服。

3. 肝郁型

症状

经来时先时后,时多时少,色较正常,间有凝块;两胁胀痛,口苦咽干,头晕,精神抑郁;舌红苔薄微黄,脉弦数。

治法

清肝解郁,佐以调经,解郁调经汤主之(自制方)。

方药

牡丹皮6克,秦当归6克,白芍9克,白术6克,柴胡6克,山栀仁9克,黄芩6克,红泽兰12克。

加减法

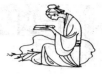

腹痛,经行不利者,加桃仁 3 克。

服法

水煎,空腹,温服。

兼肾虚者,经行时断时续;潮热头晕;舌淡红苔微黄,脉弦细。宜调肝养肾,定经汤主之(《傅青主女科》)。

方药

秦当归 9 克,白芍 9 克,熟地 15 克,菟丝子 9 克,淮山药 15 克,茯苓 9 克,柴胡 9 克,黑芥穗 3 克,香附 6 克。

加减法

潮热甚者,加地骨皮 9 克;量多而行经时间长者,去当归、香附,加阿胶珠 6 克。

服法

水煎,温服。

4. 肾虚型

症状

月经或先或后,时多时少,色淡质薄;头晕耳鸣,腰部酸胀,夜尿增多,神疲食少,便溏,或潮热胁痛;舌淡苔薄,脉沉弱或细数而弦。

治法

养阴固肾,固阴煎主之(《景岳全书》)。

方药

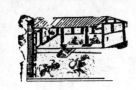

党参 12 克,熟地 12 克,山药 12 克,山萸肉 9 克,远志 3 克,菟丝子 9 克,续断 9 克,五味子 3 克,炙甘草 6 克。

加减法

少腹冷痛,小便清长者,加官桂 2.4 克,附子 9 克。

服法

水煎,空腹,温服。

兼肝郁者,经色正常或量少,胸胁胀满作痛,舌无津液,咽干口燥;脉细弱或虚弦。宜滋肾调肝,一贯煎主之(《柳州医话》)。

方药

北沙参 15 克,麦冬 9 克,生地 9 克,当归 6 克,枸杞 9 克,川楝子 9 克。

加减法

口苦燥者,去川楝子、当归,加酒炒黄连 3 克,阿胶珠 6 克。

服法

水煎,微温服。

5. 血瘀型

症状

经行无定期,量乍多乍少,色紫有块;小腹胀痛拒按,

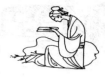

口燥不欲饮水,小便不畅,大便燥结;舌黯红或有紫色斑点,脉沉而涩。

治法

活血祛瘀,生化通经汤主之(自制方)。

方药

酒丹参 12 克,香附 9 克,土牛膝 9 克,当归尾 6 克,桃仁 6 克,红花 3 克,泽兰 12 克。

加减法

少腹痛甚者,加乳香 6 克。

服法

水煎,温服。

体虚者,兼见腰腹酸痛,脉虚而涩。宜去瘀生新,养血调经,丹参散主之(《妇人大全良方》)。

方药

丹参 30 克(古方不拘多少)。

服法

研为细末,每服 6 克,酒调,食前服。

6.心肾不调型

症状

经行无定期,色较正常而量少;性情急躁,时或抑郁不舒,心悸怔忡多梦,食少胸闷;舌质淡红,苔薄白,脉沉

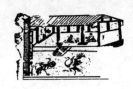

弦数。

治法

宜养心益肾,柏子养心汤主之(自制方)。

方药

柏子仁 12 克,茯神 12 克,丹参 12 克,枣仁 9 克,枸杞 9 克,熟地 9 克,郁金 6 克,泽兰 15 克。

加减法

虚烦口渴,无自汗及欲呕者,加栀子炭 6 克,豆豉 3 克。

服法

水煎,温服。

四、月经过多

【概述】

月经过多,系指月经周期不变,经量超过正常的一种症状。有的行经时间延长而经量增多,有的行经时间正常而血量过多。产生月经过多的原因,有血热、气虚、痰滞、虚寒等几种。《妇科玉尺》说:"经来十数日不止者,血热也……经水过多不止,平日瘦弱,常发热者,由火旺也。"系指血热而月经过多的。有因气虚不能摄血,以致月经过多的,薛轩《坤元是保》说:"冲任虚衰,气不固

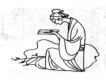

卓雨农中医妇科治疗秘诀

也。"《妇科玉尺》说:"经水来而不止者,气虚不能摄血也。"有由于脾虚,运化失常,痰湿阻滞,而导致月经过多的,《丹溪心法》说:"痰多占住血海地位,因而下多者,目必渐昏……"

总的说来,不外虚实寒热四端。一般以血热、痰滞、气虚较为多见,属于虚寒的较少。临床时宜细心观察,慎勿误热为寒,或以虚为实,错投方药,造成不良后果。

【辨证论治】

辨别月经过多的原因,必须详细审察症状,寒热虚实各有不同的象征。《女科经纶》引朱丹溪说:"经水不调,色淡白者气虚也……经水过期而紫黑成块者,血热而实也……经水过多而色淡者痰多也。"叶天士说:"寒主收引,小腹必常冷痛,经行手脚厥冷,唇青面白,脉迟,或微而虚,或大无力;热则尺脉洪数,或实有力,参之脉证为的。"朱、叶二氏除了以经水的颜色分辨外,还要参照脉证,作为诊断月经过多的辨证要点。

治疗月经过多,须根据不同情况分别施治,血热的宜凉血固经,气虚的宜补气摄血,痰多的宜祛痰化湿,见有虚寒症状的,则宜温经摄血,如有兼症,应分清主次,随证施治。

第一章 月经疾病

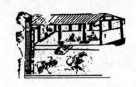

【证型】

1. 血热型

症状

月经过多,经量超过正常,或持续时间较一般行经期延长,色红或紫,其气臭秽或夹有血块;开始时腰部微有胀痛;面赤似有潮热,头晕、唇燥;舌绛苔黄,脉弦数或洪大。

治法

清热凉血固经。加减清经汤主之(自制方)。

方药

丹参9克,地骨皮15克,白芍9克,生地9克,黄柏6克,知母9克,玄参9克。

服法

水煎,温服。一日一剂。

(1)阴虚血热者,月经过多,或过期不净,色红无块;口燥咽干,手足心热;舌质红苔薄黄或无苔,脉细数。宜养阴清热,加减两地汤主之(自制方)。

方药

生地15克,玄参9克,白芍9克,地骨皮9克,益母草9克,焦艾9克,阿胶(烊化冲服)6克。

加减法

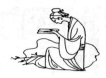

腹痛,经色黑,有块者,去阿胶,加延胡索炭 6 克,蒲黄炭 9 克;如经期持续过久,量不太多者,加乌贼骨 30 克,茜草根(炒炭)6 克。

服法

水煎,温服。

(2)血热夹瘀者,月经过多,色紫红有块,其气腥臭,腹痛,舌绛苔黄,脉弦数。宜凉血散瘀,凉血生地饮主之(自制方)。

方药

生地 18 克,丹参 12 克,侧柏 9 克,黄芩 9 克,阿胶(烊化冲服)6 克,甘草 3 克,槐花 9 克,百草霜 6 克。

加减法

如经量不太多,而持续时间延长,时有腹痛者,加三七粉 1.5 克。

服法

水煎服。

2. 气虚型

症状

月经量多或过期不止,色淡质清稀;面色淡黄,怠惰思睡,心悸气短,怕冷,少腹空坠,或有腰胀腹痛;舌淡苔白,脉浮虚或弦大。

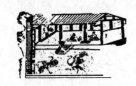

治法

补气摄血,加减人参养营汤主之(自制方)。

方药

潞党参 12 克,白术 12 克,黄芪 12 克,秦当归 6 克,熟地 9 克,香附 9 克,焦艾 9 克,益母草 15 克,阿胶珠 6 克,甘草 3 克。

加减法

气短下陷,少腹空坠甚者,加升麻 6 克;腰痛甚者,加杜仲 12 克,续断 12 克。

服法

水煎,温服。

兼脾虚者,经色淡而质薄,精神疲倦,心累气短,懒言,饮食减少;脉虚而缓。宜补脾扶气,丹溪月经过多方主之。

方药

潞党参 12 克,生黄芪 12 克,陈皮 3 克,白术 9 克,炙甘草 3 克。

加减法

大便溏泻者,加砂仁 6 克,扁豆 15 克,木香 3 克。

服法

水煎,温服。

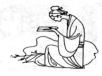

3. 痰滞型

症状

月经过多,或过期不止,经色淡而黏稠;平素白带亦多;胸闷脘胀,纳少痰多,多属形体肥胖;口淡,舌苔白腻或黄滑,脉弦滑。

治法

祛痰化浊,星芎丸主之(《丹溪心法》)。

方药

天南星 120 克,川芎 90 克,苍术 90 克,香附(童便浸)120 克。

服法

共研细末,水泛为丸,每次 6～9 克,一日 2 次,开水送服。

(1)痰滞化热者,症状同上,但有苔黄口干,带下色黄,脉滑数。宜除湿祛痰,佐以清热。苦参半夏汤主之(《丹溪心法》)。

方药

苦参 4.5 克,半夏 4.5 克,白术 7.5 克,陈皮 3 克,生姜 6 克。

加减法

带下色黄而臭者,加黄柏 6 克,茵陈 9 克。

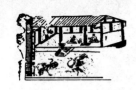

服法

水煎,加竹沥半盏,食后顿服。

(2)兼脾虚者,大便溏薄,苔白腻,脉虚滑。宜健脾化痰,六君子汤主之(《和剂局方》)。

方药

党参15克,茯神12克,白术9克,法半夏9克,陈皮6克,炙甘草3克。

五、月经过少

【概述】

月经过少,是经行不畅,经量少,但周期仍属正常。有的行经日数缩短,经量减少;有的行经日数正常,而经血不及常量。这样连续数月不变,都称月经过少。引起月经过少,有血虚、脾虚、痰阻、血瘀等原因。据《万氏妇科汇要》说:"瘦人经水来少者,责其血虚也。"《叶天士女科》也说:"形瘦经少,此血气弱也。"指血虚而致经少。又说:"形肥经少,此痰凝经隧也。"指经少由于痰阻。也有脾虚不能运化水谷,血液失其生化之源,而引起经量过少的。此外,如瘀血凝滞,血行受阻,也能引起月经减少的症状。

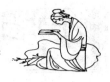

【辨证论治】

月经过少,有虚有实,病因不同,症状各异。一般属于虚证的,大多气短神倦,形体瘦弱,耳鸣眼花,心悸怔忡,饮食减少,脉象虚弱。临证时必须详细审症求因,分别论治。在治疗方面,血虚宜补血,脾虚宜健脾;属于实证的,大多形气有余,或胀或痛,脉必有力。其中当分别血瘀或痰阻,血瘀宜活血行瘀,痰阻宜祛痰渗湿。至于兼寒兼热,夹湿夹郁,见症各有不同,又当随症施治。

【证型】

1. 血虚型

症状

月经量多,色不甚红;身体瘦弱,头晕耳鸣眼花,心悸少寐,腰酸骨软,皮肤干燥,手足清冷,大便燥结,舌淡苔少,脉象虚细。

治法

补血为主,佐以扶脾益气,人参滋血汤主之(《产宝百问》)。

方药

党参15克,淮山药15克,当归9克,川芎3克,芍药9克,熟地12克,茯苓15克。

加减法

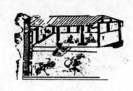

耳鸣心悸甚者,去茯苓、淮山药,加茯神15克,莲米15克,熟地、芍药量倍于当归、川芎;肾虚者,加菟丝子9克,巴戟天9克。

服法

水煎,温服。

血虚兼气郁者,经量少而色紫黑;面色青黄;舌质淡红,苔薄黄,脉沉细而弱。宜养血调气,加味四物汤主之(自制方)。

方药

秦当归6克,川芎6克,酒芍12克,熟地12克,丹参12克,香附9克,泽兰12克。

加减法

心悸少寐者,加枣仁(炒)9克,柏子仁9克;潮热或手心发热者,加鳖甲9克,牡丹皮6克。

服法

水煎,温服。

2. 脾虚型

症状

经量少或一来即止,色淡质薄;面色苍黄,腰腹不痛,精神疲乏,饮食减少,口淡无味;舌质淡苔白润,脉濡。

治法

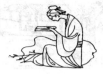

健脾和胃,加减参苓白术散主之(自制方)。

方药

党参15克,茯神6克,白术9克,甘草6克,木香6克,砂仁3克,淮山药12克,扁豆12克。

加减法

如食后反饱作胀者,加厚朴花6克。

服法

水煎,温服。

如脾虚夹痰,经量少,色淡而黏;口淡,苔白腻,脉缓滑。宜扶脾祛痰,加减香砂六君子汤主之(自制方)。

方药

泡参9克,茯苓9克,白术9克,木香6克,砂仁6克,川芎4.5克,秦当归6克,陈皮3克,半夏9克。

加减法

如平日白带多者,加莲米9克,芡实9克。

服法

水煎,温服。

3.痰阻型

症状

形体肥胖,经来量少,色淡质黏稠;白带甚多;脘闷胸胀,痰多,胃纳减少,时易呕吐;苔白腻,脉滑。

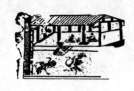

治法

化痰行滞,和血调经,芎归二陈汤主之(自制方)。

方药

川芎6克,当归9克,半夏9克,陈皮4.5克,茯苓4.5克,甘草1.5克。

加减法

如胸闷脘胀甚者,加厚朴6克,全瓜蒌12克,薤白9克。

服法

水煎,温服。

痰阻偏寒者,经量少而色淡的,黏稠如痰状;平日白带多而冷。宜温化寒湿,苍莎导痰丸主之(《集验方》)。

方药

苍术60克,香附(童便炒)60克,陈皮45克,云茯苓45克,枳实30克,半夏(制)30克,天南星30克,甘草(炙)30克,生姜自然汁浸。

服法

共研细末,面糊为丸,如梧桐子大。每服9~12克,淡姜汤下。如用汤剂,按本方剂量五分之一左右,根据病人的情况,斟酌使用。

4. 血瘀型

症状

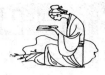

经来量少,色紫黑有块;少腹胀痛拒按,下血块后则痛减;小便短黄,大便燥结;面色青滞;舌质紫黯,脉沉而涩。

治法

活血祛瘀,调气定痛,加味泽兰汤主之(自制方)。

方药

泽兰9克,丹参9克,当归4克,酒芍6克,甘草1.5克,五灵脂6克,蒲黄6克,通草6克。

服法

水煎,温服。

兼气滞者,经来量少不畅,色紫黑;胸胀胁闷,少腹作痛,自觉胀满;舌淡红苔黄,脉弦涩。宜调气行瘀,血府逐瘀汤主之(《医林改错》)。

方药

当归9克,生地9克,桃仁6克,红花3克,牛膝6克,赤芍9克,桔梗3克,川芎3克,甘草3克,柴胡4.5克,枳壳6克。

加减法

少腹胀甚者,去生地,加香附6克,乌药6克。

服法

水煎,温服。

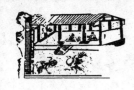

六、倒经（经行吐衄）

【概述】

在月经期前后一两天，或正来月经时，每月发生周期性的吐血、衄血症状，称为倒经、逆经、经前吐衄。《叶天士女科》说："经不往下行，而从鼻口中出，名曰逆经。"又说："因经期之前，相火内炽，变为血热而吐衄。"可见产生倒经的原因，大多由于血热妄行。其他如平日喜食椒姜辛热一类的食物，或过服温热之剂，都可导致内热，造成迫血妄行的吐衄症状。临床上常见的，有由于肝经郁热，逼血妄行的；有由于燥伤肺络，而致血液外溢的；也有由于阴虚血热，伤及脉络的。以上种种，都不外血热气逆。治疗原则，宜清热凉血，引血下行。

【辨证论治】

产生倒经的原因，虽不外血热气逆，但是表现在病变上，却有肝热、肺燥、阴虚等证型，因此，必须采用不同方药，才能收到疗效。

【证型】

1. 肝热型

症状

经期提前而量少，甚或停闭不行；经前或经期，常有

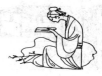

吐血或衄血;头晕耳鸣,时发潮热,心烦口干燥;唇红苔黄,脉弦数。

治法

清肝泻热,加减龙胆泻肝汤主之(自制方)。

方药

龙胆草6克,黄芩6克,栀子6克,白芍9克,红泽兰15克,牡丹皮9克,鳖甲9克,牛膝6克,白茅根15克。

加减法

潮热甚者,加青蒿9克。

服法

水煎服。

2. 肺燥型

症状

经期提前或停闭,经前鼻衄;头晕耳鸣,口干欲饮;苔黄脉数。

治法

清燥润肺,引血下行,清金引血汤主之(自制方)。

方药

藕节15克,茅根15克,侧柏9克,降香6克,桑叶9克,麦冬9克,旱莲草9克,黑芥穗4.5克,泽兰15克。

加减法

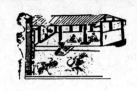

唇燥苔黄,舌质红者,加生地 12 克,牡丹皮 6 克。

服法

水煎服。

3.阴虚型

症状

月经周期不定;经期或经后,吐血或衄血;头晕耳鸣,时有潮热,或咳嗽,唇红口燥;苔黄,脉细数。

治法

滋阴降火,益阴汤主之(自制方)。

方药

天冬 9 克,麦冬 9 克,女贞子 9 克,旱莲草 9 克,白芍 9 克,甘草 6 克,白茅根 12 克,藕节 12 克,丹参 12 克,香附 6 克。

加减法

潮热甚者,去香附,加生地 12 克,青蒿 9 克。

服法

水煎服。

以上所列月经不调诸证和方药,仅为一般常见的典型症状,不能包罗无遗,也不是每一个症状均单独出现,而是错综复杂的。在临床上,必须根据四诊八纲,分别寒热虚实,掌握病情,认清主次,灵活运用方药。

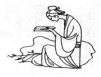

第二节 痛 经

【概述】

月经是妇女的生理现象,行经时不应发生疼痛,即或腹部不适,也只有轻微胀痛的感觉,这是正常的现象,不属于痛经。但有的妇女在行经时,腹部疼痛剧烈,甚至不能忍受,或在经前经后,伴随月经周期持续发作的,称为痛经、经期腹痛。痛有掣痛、疗痛、胀痛、坠痛等不同感觉。痛的部位,有在小腹中间,有在小腹一侧或两侧,甚或疼痛连及胁、背、腰、腿诸部。发生痛经的原因,古人根据痛的情况,分别寒热虚实。认为有气血虚弱、肾虚肝郁、气郁血滞、瘀血阻滞、风冷所伤、寒湿凝结等原因。《景岳全书·妇人规》说:"凡妇人但遇经期则必作痛,或食则吐呕,身体困倦,或发寒热者,是必素禀气血不足。"指痛经由于气血虚弱。《傅青主女科》说:"妇人有少腹疼于经后者,人以为气血之虚也,谁知是肾气之涸乎……盖肾水一虚,则水不能生木……土木相争,则气必逆,故尔作痛。"指痛经由于肾虚肝郁。《丹溪心法》说:"临行时腰腹疼痛,乃是郁滞,有瘀血。"说明由于气郁或瘀血而引起的痛经。《诸病源候论》说:"妇人月水来腹痛者,由劳伤血气,以致体虚,受风冷之气,客于胞络,损伤冲任

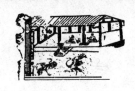

之脉。"滑伯仁说:"经前脐腹绞痛如刺,寒热发作,下如黑豆汁,两尺沉涩,余皆弦急,此由下焦寒湿之邪搏于冲任,经事来血与邪争,故作疼痛。"朱丹溪说:"经将来,腹中阵痛,乍作乍止者,血热气实也。"前人对痛经证型,作了比较详细的分析。总的说来,六淫侵袭、七情失制,都可以影响月经的调畅而发生疼痛。历代医家的辨证资料,均可作为我们临床分析病情的依据和参考。

【辨证论治】

由于产生痛经的原因复杂,病人的体质强弱,病邪深浅,起居生活等各有不同,因此,表现出来的症状就有多种多样。

痛经病主要特征是疼痛,发生疼痛的时间,有经前经后和行经期间;疼痛的性质,也有隐痛、刺痛、绞痛、持续性痛、阵发性痛和喜按、拒按、得热则减、得热反剧等不同情况。一般痛在经前或行经期中为实,痛在经后为虚,缓痛为寒,刺痛为热,隐痛为虚,时痛时止为气滞,持续作痛为血积;喜按为虚,拒按为实,得热则减为虚为寒,得热反增为热。《景岳全书·妇人规》说:"经行腹痛有虚实……实者多痛于未行之前,经通而痛自减;虚者多痛于既行之后,血去而痛未止,或血去而痛益甚;大都可按可揉为虚,拒按拒揉为实。"这段论述,可为痛经辨证要点。

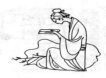

《医宗金鉴》说:"凡经来腹痛,在经后痛为气血虚弱,经前痛为气血凝滞;若因气滞血者,则多胀满,血滞气者则多疼痛。"更从胀满疼痛来分辨其为血滞或气滞,可以补充张氏论述之不足。以上所述,用于临床上鉴别气、血、寒、热、虚、实等不同证型,甚为可靠。

从以上这些病理现象,可以看出痛经的原因多是气血受阻,经行不畅,因而也确定了治疗痛经的原则:若系实证,着重通经,若虚而兼实,则通补并施。古人说:"通则不痛,痛则不通。"造成不通的原因,不外气血阻滞,而气血阻滞的原因,又各有不同。有因虚而致经痛的,如气血虚弱,血液运行不畅,应以补为通,治疗宜以补气益血为主;由于肾虚,水不涵木,肝气横逆而发生阻滞的,以滋肾调肝为主;因气郁而致血滞的,以行气为主,佐以活血;因血瘀而不通的,以行血逐瘀为主,佐以调气;若因风冷所伤,以散寒行滞为主;如因寒湿凝滞,以温经行滞为主;由于血热气实的,以清热凉血为主。病因不同,治法各异。总的要求,着重调血通经。温、清、补、调等诸法,随症施治,均可收到除痛愈病的功效。

以上所举,只是痛经的一般辨证论治的方法,在临床上,必须根据患者的症状、体质、精神、生活等综合研究,才能审证明确,治疗得当。

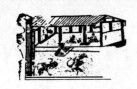

【证型】

1.气血虚弱型

症状

经后少腹作痛,喜按;面色苍白,语音低微,精神不振;经色淡质清稀;舌淡苔薄,脉虚或沉细。

治法

补气益血,佐以温经,胶艾八珍汤主之(自制方)。

方药

党参15克,白术12克,茯神12克,秦当归6克,川芎3克,炙甘草3克,熟地9克,白芍6克,炒蕲艾9克,阿胶(烊化冲服)9克。

加减法

兼有寒象者,加鹿角胶6克,益母草12克。

服法

水煎,温服。

兼见脾虚者,经来量少,质清色红;经后腹痛,喜揉按;面色萎黄,头晕心悸,神疲少寐,四肢倦怠,腰腿酸软;舌淡红苔光剥,脉细。宜补气养血,兼益心脾,归脾汤主之(《济生方》)。

方药

党参15克,白术9克,茯苓9克,秦当归6克,黄芪

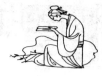

15克,酸枣仁12克,远志6克,桂圆肉12克,炙甘草6克,木香6克。

服法

水煎,温服。

2.肾虚肝郁型

症状

经来色淡量少;经后少腹疼痛,两胁作胀,腰部酸软,倦怠无力;舌淡红苔薄,脉沉弱。

治法

滋肾调肝,兼固冲任,益肾调经汤主之(自制方)。

方药

杜仲9克,续断9克,熟地9克,当归6克,白芍(炒)9克,益母草12克,焦艾叶9克,巴戟天9克,乌药9克。

服法

水煎服。

偏肝郁者,症如上,但两胁胀甚,苔薄白,脉弦弱。宜调肝解郁,佐以滋肾,调肝汤主之(《傅青主女科》)。

方药

山药(炒)15克,阿胶(烊化冲服)9克,当归(酒洗)9克,白芍(酒炒)9克,山萸肉(蒸熟)9克,巴戟天(盐水炒)3克,甘草3克。

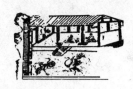

加减法

自觉气不舒畅,胀痛甚者,加制香附4.5克。

服法

水煎,温服。

3.气郁血滞型

症状

经前或经期腰腹胀痛;月经量少,行而不畅;自觉二便均胀,矢气即舒,脘胁满胀;苔微黄,脉弦。

治法

行气舒肝,佐以活血,疏肝解郁汤主之(自制方)。

方药

香附9克,青皮6克,柴胡6克,郁金6克,丹参1.2克,川芎4.5克,红泽兰12克,延胡索6克,川楝子炭6克。

加减法

经色淡,量少无块者,加当归9克。

服法

水煎,温服。

偏热者,经前胁胀腹痛;月经色红量多,或有块状;性急易怒,头晕口苦而干;苔黄舌质红,脉弦数。宜清肝解郁,舒郁清肝汤主之(自制方)。

方药

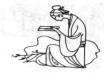

当归6克,白芍(酒炒)12克,白术6克,柴胡6克,香附(醋炒)6克,郁金6克,黄芩6克,山栀仁9克,牡丹皮6克,甘草3克。

服法

水煎,温服。

4.瘀血阻滞型

症状

经前或经期中,少腹疼痛拒按,痛剧时如刺;经量少而不畅,时有血块,排出则痛减;舌质红,或有紫赤点,脉沉涩。

治法

活血逐瘀,佐以行气,加味失笑散主之(自制方)。

方药

蒲黄6克,五灵脂6克,延胡索9克,牡丹皮9克,桃仁6克,香附9克,台乌6克。

加减法

疼痛甚剧,牵引少腹两侧者,加姜黄6克,乳香6克;大便燥结,加大黄6克。

服法

水煎,温服。

瘀滞兼寒者,少腹冷痛,喜热熨;经色紫黑,量不太

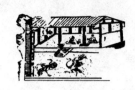

多,腰酸背冷;舌淡苔白,脉沉紧,宜温经活血,理气定痛,温经定痛汤主之(自制方)。

方药

当归6克,川芎4.5克,延胡索6克,红花3克,桂枝4.5克,莪术6克,台乌6克。

服法

水煎,温服。

5. 风冷型

症状

经前或行经期,感受风冷,少腹绞痛有冷感;经来量少,色黯红;头痛恶寒;舌正常,苔薄白,脉浮紧。

治法

散寒行滞,温经活血,温经止痛汤主之(自制方)。

方药

川芎6克,五灵脂6克,白芷6克,焦艾叶9克,香附9克,生姜6克。

加减法

手足发冷,喜热恶寒,经色如黑豆汁者,加小温经汤:即当归9克,附子9克。

服法

水煎,温服。

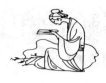

风寒两感者,经期少腹冷痛,色紫黑量少,恶风怕冷,头痛身疼。宜祛风散寒,加减吴茱萸汤主之(《医宗金鉴》)。

方药

当归6克,肉桂3克,吴茱萸3克,半夏3克,防风3克,藁本3克,木香3克,细辛1.5克,干姜1.5克。

服法

水煎,温服。

6.寒湿凝结型

症状

经前或经期少腹疼痛,喜热熨;经色黑如豆汁;舌润苔白,脉沉迟。

治法

活血散寒止痛,温经活血汤主之(自制方)。

方药

香附9克,台乌6克,吴茱萸3克,茅苍术4.5克,茯苓9克,当归6克,川芎4.5克,炮姜4.5克,乳香6克。

服法

水煎,温服。

7.血热型

症状

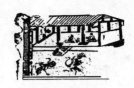

经前腹痛,经色紫黑有块;时感热气上冲,头昏口干,性情急躁,大便燥结,小便短赤;舌质红苔黄,脉数有力。

治法

清热凉血,通经止痛,涤热逐瘀汤主之(自制方)。

方药

丹参15克,牡丹皮9克,生地9克,三棱6克,莪术6克,通草6克,香附6克,槟榔6克,大黄3克,延胡索6克。

服法

水煎服。

兼气滞者,腹胀痛拒按,痛时如刺,有时牵引小腹两侧。加重香附、槟榔用量,或再加川楝子9克。

热甚者,兼有口苦心烦,宜凉血二黄汤(自制方)。

方药

生地12克,牡丹皮6克,白芍9克,桃仁6克,延胡索6克,黄芩6克,栀子6克,姜黄6克,通草6克。

服法

水煎,温服。

第三节　经　闭

【概述】

妇女从开始行经起至经绝止,这段时间除妊娠、哺乳

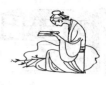

卓雨农中医妇科治疗秘诀

而外,月经都应按时来潮。如果受到某种因素的影响而发生病变,以致月经数月不至,称为经闭。关于经闭的原因,祖国医学早有精确论述。《素问·阴阳别论》说:"二阳之病发心脾,有不得隐曲,女子不月……"意思是说所思不遂,谋虑怫逆,则心脾之营阴暗耗,而成不月之病。张仲景进一步发挥《内经》的理论,在《金匮要略·妇人杂病篇》说:"妇人之病,因虚、积冷、结气为诸经水断绝。"这给后世医家研究经闭提供了重要的理论依据。千余年来,历代医家又各有发挥。《诸病源候论》说:"妇人经水不通者,由劳损血气,致令体虚受风冷,风冷邪气客于胞内,损伤冲任之脉,并手太阴少阴之经,致胞络内绝,气血不通故也。"具体地分析了风寒导致经闭的病理机制。《女科经纶》引娄全善说:"妇人经闭有瘀血凝滞胞门,小腹疼痛。"指经闭由于血瘀。《济阴纲目》说:"人有隐情曲意,难以舒其衷者,则气郁而不畅,不畅则心气不开,脾气不化,水谷日少,不能变化气血以入二阳之血海矣,血海无余,所以不月也。"指经闭由于气郁。《女科经纶》引朱丹溪曰:"……经不行者,非无血也,为痰所碍而不行也。"指经闭由于痰阻。又引李东垣曰:"妇人脾胃久虚,形体羸弱,气血俱衰,以致经水断绝。"指经闭由于脾胃虚弱。《诸病源候论》说:"……又先经唾血及吐

第一章 月经疾病

69

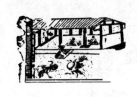
血、下血,谓之脱血,使血枯,亦月事不来也。"指经闭由于失血后血虚所造成。《医宗金鉴》说:"经闭久嗽,又有骨蒸潮热,盗汗自汗,饮食减少之证,则谓之血风劳。"《女科经纶》引寇宗奭曰:"……若室女童男,积想过度,多致劳损……女子则月水先闭。"指经闭由于虚损痨瘵。张景岳认为经闭有血枯和血隔,他在《景岳全书·妇人规》中说:"血枯、血隔本自不同,盖隔者阻隔也,枯者枯竭也,阻隔者因邪气之隔滞,血有所逆也;枯竭者,因冲任之亏败,源断其流也。"李梴又称为血滞和血枯,血滞为实,血枯为虚。综合诸家学说,不外虚实两端。风冷、气郁、血瘀、痰阻,是血滞之源;失血、脾虚、劳损,是血枯之因。诊治经闭,应分清这两大类别,否则动手便错,反致慌张。

【辨证论治】

经闭一证,虽只血枯、血滞两类,但原因仍比较复杂,辨证尤宜注意。一般属于血枯的,大多面色苍白或带萎黄,两目少神,头目眩晕,时有潮热,皮肤不润,食量减少,心累气短,腰酸无力,舌质淡苔薄,脉多无力。甚则形肉枯瘦,皮肤干燥,气急作喘,舌淡或光剥无苔,脉虚细。属于血滞的,大多胸腹胀满,少腹疼痛,按之不减,或反增剧,脉多有力。至于房劳、气郁、因热因痰等各有不同的

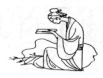

见证，须结合四诊八纲仔细分辨。证型虽多，概括起来不外血枯、血滞两端。治疗原则，是血枯宜补，血滞宜通。《景岳全书·妇人规》说："凡妇人病损，至旬月半载之后，未有不经闭者。正因阴竭，所以血枯，枯之为义，无血而然……欲其不枯，无如养营，欲以通之，无如充之……奈何今之为治者，不论有滞无滞，多兼开导之药，其有甚者，则专以桃仁红花之类，通利为事。岂知血滞者可通，血枯者不可通也。血既枯矣，而复通之，则枯者愈枯，其与榨干汁者何异，为不知枯字之义耳，为害不小，无或蹈此弊也。"张氏的说法，很明确地指出经闭由于血枯或血滞的治疗原则，并严格批评了一见经闭，不分虚实即滥施通利的做法。他这种正确的治疗原则和认真负责的态度，都是值得我们学习的。至于具体的治疗，又当根据不同的情况，采取"虚者补之，实者泻之，劳者温之，损者益之，结者散之，留者攻之，客者除之"等法，辨证施治。如因失血而引起的，宜补血益气；脾虚的，宜补脾和胃；劳损的，大都阴亏火旺，灼肺伤肝，宜养肝滋肾润肺；血瘀的，宜攻瘀通经；风冷凝滞的，宜温寒行血；气郁的，宜调气舒郁；痰阻的，宜化痰行血。此外，更宜详审有热无热，夹实夹虚，随证变通。《女科经纶》引叶以潜说："……血滞亦有虚热，血枯亦有虚热，故滞者不宜过于宣通，通后又须

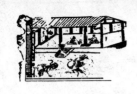

养血益阴,使津液流通。血枯者亦不可峻行补益,恐本身无力,而辛热之剂,反燥精血矣。"从叶氏这段叙述中,可以体会到经闭一证,无论血枯血滞,在治疗上都不可偏补或峻攻。宜细审病机,分清虚实,于寒热、温凉、补泻、攻散诸法中,灵活掌握,调之使平,才会收到良好的效果。

【证型】

1. 血虚型

症状

经闭数月;面色苍白带黄,两目少神,头晕目眩,时或头痛,心累气短,饮食减少,消化不良,甚则形体消瘦;舌质淡苔薄,或光剥无苔,脉象虚细。

治法

宜养血益气,卫生汤主之(李东垣方)。

方药

当归60克,白芍60克,黄芪90克,甘草30克。

加减法

大便燥结者,加肉苁蓉60克,熟地60克。

服法

共研末为蜜丸,每服15克,开水调下。

(1)气血亏甚者,经闭数月;皮肤干燥不润,形体消瘦,心累气短,动则喘逆,头晕目眩,腰酸无力,食少;舌质

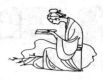

淡红,苔薄,脉缓无力。宜气血双补,兼滋肝肾,益气补冲汤主之(自制方)。

方药

党参 15 克,白术 12 克,云茯神 12 克,秦当归 9 克,熟地 12 克,黄芪 9 克,枸杞 9 克,菟丝子 9 克,甘草(炙)9 克。

服法

水煎,温服。

(2)如兼夜眠多梦,胸胁胀闷,呼吸短促等症,多因血亏肝失所养,又宜滋阴养血柔肝,滋肝养血汤主之(自制方)。

方药

熟地 12 克,枸杞 12 克,山萸肉 12 克,菟丝子 12 克,淮山药 12 克,当归 6 克,柏子仁 9 克,红泽兰 12 克,生谷芽 12 克。

服法

水煎,空腹服。作丸剂,加重药量 5 倍,研末,炼蜜为丸,每次服 4.5 克,每天 2 次。

2. 脾虚型

症状

经闭数月;面色苍黄,精神疲倦,四肢不温或水肿,心

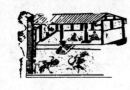

悸气短,时有腹胀,饮食少,大便溏;口淡舌苔白腻,脉缓弱。

治法

补脾和胃,益气调血,加减参术饮主之(自制方)。

方药

党参 12 克,白术(炒)12 克,茯苓 12 克,淮山药 15 克,砂仁 3 克,秦当归(酒洗)1.5 克,川芎 1.5 克。

加减法

如四肢水肿,小便清长者,加制附片 12 克(先煎一小时),肉桂 3 克。

服法

水煎,温服。

兼有痰湿阻滞者,多见面色萎黄,食少头闷,四肢无力,口淡。平时白带多,苔白腻,脉迟。宜健脾除湿,化痰养血,加减香砂六君子汤主之(自制方)。

方药

泡参 9 克,茯苓 9 克,白术 9 克,木香 6 克,砂仁 6 克,陈皮 3 克,半夏 9 克,川芎 4.5 克,秦当归 6 克。

服法

水煎服。

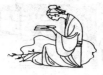

3. 劳损型

症状

月经不行；面色苍白，两颧发赤，手足心热，午后潮热，皮肤枯燥，或有微咳，咯痰不爽，口干心烦，气短，甚则喘促不安，心悸不寐，唇红而干；舌淡红，苔薄微黄，或光滑无苔，脉虚细而数。

治法

滋肾养肝润肺，鳖甲养阴煎主之（自制方）。

方药

鳖甲12克，龟板12克，干地黄12克，枸杞12克，麦冬12克，杭白芍12克，首乌藤15克，地骨皮3克，茯神3克，牡丹皮6克。

服法

水煎，温服。

（1）肺脾两虚的血枯经闭，多见潮热盗汗，身体羸瘦，皮肤干燥，心悸怔忡，食少，或咳嗽痰中带血，呼吸喘促，苔薄黄或无苔，舌淡，脉虚数。宜补血益气，劫劳散主之（《和剂局方》）。

方药

白芍180克，黄芪60克，甘草60克，当归60克，沙参60克，法半夏60克，茯苓60克，五味子60克，阿胶60

第一章 月经疾病

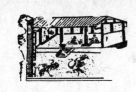

克,熟地60克(有条件者,可加入紫河车一具)。

服法

共研细末,每服9~12克,加生姜2片,大枣2枚,煎水服(如痰中带血者,去生姜、大枣)。

(2)肝肾阴虚者,月经停闭不行,胸胁胀满作痛,咽干口燥,舌无津液,脉沉细数或虚弦。宜滋阴养液,佐以疏肝,一贯煎主之(《柳州医话》)。

方药

北沙参15克,麦冬9克,生地黄9克,当归身6克,枸杞9克,川楝子9克。

服法

水煎服。

(3)脾肾虚弱者,经闭时久,面色淡黄或苍白,唇燥,两眼乏神,饮食减少,心累、耳鸣、头痛,或有潮热,手心发热;舌质淡红,苔薄黄,脉数无力。宜和脾胃养肝肾,参术六味丸主之(自制方)。

方药

生地9克,山萸肉9克,淮山药12克,牡丹皮6克,泽泻6克,泡参12克,白术9克,茯苓9克。

服法

水煎,温服。

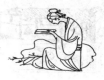

4．血瘀型

症状

经停数月；面色青黯，小腹胀硬疼痛，按之益甚，胸腹胀满，心烦，口燥不思饮，大便燥结；舌质黯红，或有紫赤斑点，脉沉弦而涩。

治法

破瘀通经，理气和血。生化通经汤主之(自制方)。

方药

酒丹参 12 克，香附 9 克，土牛膝 9 克，当归尾 6 克，桃仁 6 克，红花 3 克，泽兰 12 克。

服法

水煎，温服。

(1)兼气滞者，经闭不通，腹胀痛拒按，午后潮热。宜理气行血，七制香附丸主之(《医学入门》)。

方药

香附子 420 克，当归 60 克，莪术 60 克，牡丹皮 30 克，艾叶 30 克，乌药 60 克，川芎 30 克，延胡索 30 克，三棱 30 克，柴胡 60 克，红花 30 克，乌梅 30 克。

制法：将香附分为七份，一份同当归酒浸，一份同莪术 60 克童便浸，一份同牡丹皮 30 克，艾叶 30 克米泔浸，一份同乌药 60 克米泔浸，一份同川芎 30 克，延胡索 30

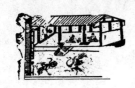

卓雨农中医妇科治疗秘诀

克水浸,一份同荆三棱 30 克,柴胡 30 克醋浸,一份同红花 30 克,乌梅 30 克盐水浸。各浸春五日、夏三日、秋七日、冬十日,晒干只取香附研末,以浸药水打糊为丸,如梧桐子大。

服法

每服 6~9 克,临睡时温酒或白开水下。

(2)瘀结甚者,经闭日久;少腹拘急胀痛,按之益甚,面色青黯,肌肤甲错,小便微难,大便燥结;舌质红或有紫色斑点,脉沉涩。此系内有干血,宜行血攻瘀,大黄䗪虫丸主之(《金匮要略》)。

方药

大黄(蒸)75 克,䗪虫 60 克,黄芩 60 克,甘草 90 克,桃仁 120 克,杏仁 120 克,芍药 120 克,干地黄 300 克,干漆 30 克,虻虫 120 克,水蛭 100 条,蛴螬 120 克。

服法

共研细末,炼蜜为丸,如绿豆大,日三服,每次用酒饮服 5 丸(用量多少,可按体质强弱酌情增减)。

5. 风寒型

症状

月经数月不行;面青,四肢痛,关节不利;少腹冷痛,恶风怕冷,腰酸背寒,或有头痛,或胸闷泛恶;舌淡口和,

下篇·各论

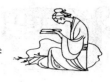

苔白润,脉多浮紧。

治法

祛风散寒,温经行滞,独活通经汤主之(自制方)。

方药

桑寄生 15 克,秦艽 9 克,独活 6 克,川芎 6 克,香附 9 克,姜黄 6 克,焦艾 9 克,防风 6 克。

服法

水煎,温服。

积冷藏寒者,少腹冷痛拒按,喜热熨;脉沉紧。宜温经行血,加减温经汤主之(自制方)。

方药

当归 9 克,川芎 9 克,桂心 9 克,芍药 9 克,莪术(醋炒)9 克,党参 9 克,牛膝 6 克,甘草(炙)6 克。

服法

水煎服。

6.气郁型

症状

经闭不行;面色青黄,精神抑郁,性急烦躁易怒;胸胁作胀,食少嗳气;舌尖红,苔微黄而燥,脉弦数或弦紧。

治法

调气舒郁,平肝养血,解郁活血汤主之(自制方)。

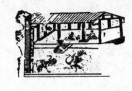
方药

当归6克,白芍9克,柴胡6克,茯苓9克,薄荷3克,牡丹皮6克,山栀仁6克,白术9克,泽兰叶12克,郁金6克,甘草3克。

加减法

有汗者,去薄荷、牡丹皮;胸痞者,加厚朴6克;潮热者,加青蒿6克,鳖甲12克。

服法

水煎服。

(1)气郁夹湿者,兼见腰酸带下;面色苍白带黄。饮食减少;苔白腻,脉弦滑。宜开郁行气化湿,加味开郁二陈汤主之(《万氏妇人科》)。

方药

陈皮6克,茯苓9克,苍术6克,香附9克,川芎6克,半夏6克,青皮4.5克,莪术6克,木香3克,当归6克,甘草3克。

服法

水煎服。

(2)气郁血虚者,兼见头晕耳鸣。宜行气益血,十味香附丸主之(《济阴纲目》)。

方药

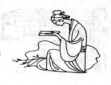

香附(四制)480 克,当归 120 克,川芎 120 克,芍药
(炒)120 克,熟地 120 克,白术 60 克,泽兰 60 克,陈皮 60
克,甘草(炙)30 克,黄柏(盐水炒)30 克。

服法

共为细末,醋糊丸如梧桐子大。每服 6～9 克,空腹
盐汤下。

7. 痰阻型

症状

体质素肥胖,面色㿠白,经闭不行,白带甚多;胸闷脘
胀,痰多,时作呕吐,饮食不思,口淡;舌质正常。

治法

温化痰湿,佐以行血,加味导痰丸主之(《济阴纲
目》)。

方药

制半夏 9 克,茯苓 9 克,陈皮 6 克,甘草 3 克,枳实
4.5 克,川芎 4.5 克,生姜 2 片。

加减法

腹胀食少者,加制香附 6 克,木香 4.5 克。

服法

水煎服。

夹热者,兼有口苦,舌红,苔黄厚腻,脉滑数。宜清热

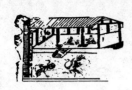

祛痰,蠲饮六神汤加味(《女科辑要》)。

方药

橘红 3 克,石菖蒲 3 克,半夏曲 3 克,胆南星 3 克,茯神 3 克,旋覆花 3 克,枳壳 6 克,竹黄 6 克。

加减法

呕恶者,加竹茹 9 克。

服法

水煎,温服。

第四节 崩 漏

【概述】

崩漏一证,文献上分别称为崩中和漏下,又名血崩和经漏。《医宗金鉴》说:"妇人行经之后,淋漓不止,名曰经漏;经血突然大下不止,名为经崩。"《医学入门》说:"凡非时下血,淋漓不断,谓之漏下;多突然暴下,如山崩然,谓之崩中。"症状虽有不同,而病因却是一样,只有轻重缓急和程度上的区别。所以,历代妇科书籍里均合并论述,总称为崩漏。

崩漏的原因,《素问·阴阳别论》上说:"阴虚阳搏谓之崩。"《六元正纪大论》说:"少阳司天之政……初之气,地气迁,风胜乃摇,寒乃去,候乃大温……其病气怫于上,

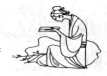

血溢目赤,欬逆头痛血崩。"指明崩漏的原因,不外阴伤不足,火热风寒等客邪的侵袭,使其积热在里,迫血下行。历代医家根据内经理论,有所阐发。沈金鳌在《妇科玉尺》里,将崩漏之源,归纳为六大端,比较具体,如说:"崩漏,究其源,则有六大端:一由火热,二由虚寒,三由劳伤,四由气陷,五由血瘀,六由虚弱。"但也有不够尽善之处。根据笔者的临床经验,发生崩漏的原因,可分为血热、虚寒、劳伤、气虚、气郁、血瘀等六种。《素问·阴阳别论》说:"阴虚阳搏谓之崩。"它是指阴虚血热,经血妄下而引起的崩漏。《金匮要略》说:"寸口脉弦而大,弦则为减,大则为芤,减则为寒,芤则为虚,虚寒相搏,此名为革,妇人则半产漏下。"指崩漏由于虚寒。《丹溪心法》说:"……若劳倦过极,脏腑俱伤,冲任之气虚,不能约制其经血,故忽然而下,谓之崩中暴下。"指崩漏由于劳伤。《万氏女科》说:"妇人崩中之病,皆因中气虚,不能收敛其血。"指崩漏由于气虚。《景岳全书·妇人规》说:"崩淋之病……未有不由忧思郁怒,先损脾胃,次及冲任而然者。"指崩漏由于气郁。《妇科玉尺》说:"或瘀积久而血崩,脐腹疼痛。"指崩漏由于血瘀。总的来说,崩漏属于血病,尤其与肝脾两脏有密切关系。因为脾统血,肝藏血,血之能统,全赖于脾,血之能藏,全赖于肝。由此可

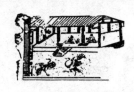

卓雨农中医妇科治疗秘诀

知,脾虚肝热,均可导致崩漏。原因虽多,仍不外寒热虚实四端。临证时,要善于掌握病情,辨别证候,才能作出正确的诊断和治疗。

【辨证论治】

上述崩漏的原因很多,临床必须根据症状,分别寒热虚实,才能得出处方用药的可靠依据。鉴别病情时,古人有漏轻崩重的看法,这是不够全面的。因为证型的虚实,病程的新久,是辨证论治的重要环节。属实属热的新病,正气未伤,虽来势汹涌,但易治疗,应列为轻证;属虚而病久的,元气亏损,虽然病情缓和,但治疗比较困难,预后多不良好,这就应该列为重证。临证时,能注意具体分析,才不致轻重倒置,贻误病情。

治疗崩漏的步骤,应本塞流、澄源、复旧三法,根据不同情况,辨证施治。

塞流就是止血,是治疗崩漏的重要一环,特别是血崩。因为在大出血的情况下,如不迅速止血,就会造成虚脱。叶天士说得好:"留得一分自家之血,即减一分上升之火。"凡是血证,能使血少流一分,则增加一分抵抗力量,减少一分虚火上升的症状。由此可见,止血是相当重要的。至于用什么方法止血,要看证型的寒热虚实来决定。虚证宜补而止之,实证宜泻而止之,热证宜清而止

下篇·各论

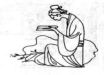

之,寒证宜温而止之,并非专事止涩所能收效。

澄源,就是澄清本源的意思,是治疗崩证重要法则。因为止血,旨在救急,止血以后,就必须澄源,以清其本。这和治水的道理一样,如果只把洪流堵住,而不疏浚河床,以后还会泛滥成灾。其具体治疗方法,仍应根据病情决定。血热的,宜清热凉血;虚寒的,宜温经补血;劳损的,宜固气摄血;气虚的,宜补中益气;气郁的,宜行气舒郁;血瘀的,宜活血通瘀。切忌不问原因,概投寒凉或温补之剂,致犯虚虚实实之戒,引起不良后果。

复旧,就是调理善后的方法,宜用于澄源之后。此时病已向愈,只是气血未复,还须培补气血,以促其早日恢复健康。以调理脾胃为主,滋补气血次之。因为身体健康的恢复,主要依靠饮食营养,而食物又靠脾胃的受纳和运化,如果因病影响脾胃的功能,则受纳运化的力量减弱,饮食、药物都不能发挥其作用,体力就不能早日恢复,在治疗上亦不能收到全功。《沈氏女科辑要笺正》说:"东垣曰:下血证须用四君子补气药收功。"就是说明这个道理。

上述诸法,是治疗崩漏的基本原则,而其中尚有偏热、偏寒、偏虚、偏实等兼症,仍须根据病情的变化,详细审察体质的虚实和病势的缓急。急则治其标,缓则治其

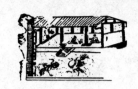

本,严格掌握剂量,才不致产生不良后果。根据临床经验证明,在出血较多的时候,最好不用当归、川芎等辛温之品行血,如病情需要,亦应多加考虑其用量。

【证型】

1. 血热型

症状

经血骤然下崩,或淋漓不断,色深红;烦热口渴,精神尚可,头眩,睡眠不安;舌红而干,苔黄,脉滑数有力。

治法

清热凉血止血,清经止崩汤主之(自制方)。

方药

生地 18 克,牡丹皮 6 克,黄芩 9 克,黄柏 12 克,白茅根 15 克,地榆 9 克,炒蒲黄 9 克,益母草 12 克,棕榈炭 6 克。

加减法

气短心累者,加泡参 15 克,麦冬 9 克。

服法

水煎,温服。

(1)体实血热者,上证亦可用十灰散(《十药神书》)。

方药

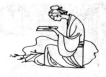

大蓟、小蓟、侧柏叶、荷叶、茜草根、白茅根、山栀子、大黄、牡丹皮、棕榈皮各等份。

制法

烧灰存性,纸裹,置地上一宿,研为细末。

服法

每服 9 ~ 15 克,空腹用藕汁或莱菔汁半盅调下。

(2)血热阴虚者,经血暴下,色鲜红;两颧发赤,头目眩晕,口干心烦,手心热;舌红无苔,脉细数。宜养阴清热,小品生地黄汤或独地汤主之。

①小品生地黄汤(小品方)

方药

生地 30 克,侧柏 15 克,黄芩 9 克,阿胶(烊化冲服)15 克,甘草 9 克。

服法

水煎服。

②独地汤(自制方)

方药

生地 60 克。

服法

煎浓汁服。

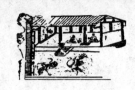

2.虚寒型

症状

暴崩不止,或漏下不绝,其色黑多红少,状如屋漏水;脐下寒冷,时作疼痛,得热则减;舌淡苔白,脉迟无力。

治法

温经补虚,佐以止血,加减断下汤主之(自制方)。

方药

党参30克,熟地30克,艾叶30克,乌贼骨60克,炮姜15克,阿胶(烊化冲服)22克,附子9克。

服法

共研粗末,每次15克,水煎服。

(1)脾阳虚弱者,暴崩或漏下,色淡,质清稀如水;少腹胀痛,有冷感,喜热熨,食少便溏;舌淡苔白,脉虚迟。宜补脾摄血温经,温经摄血汤主之(自制方)。

方药

泡参30克,党参15克,白术18克,炙甘草9克,吴茱萸4.5克,姜炭9克,焦艾15克。

加减法

腰痛者,加杜仲12克,补骨脂9克;血多者,加乌贼骨60克;漏下者,加延胡索炭6克。

服法

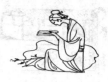

水煎,温服。

(2)偏血虚者,崩漏日久;面色苍白,少腹疼痛,大便干燥;舌淡无苔,脉细迟。宜补血滋液,胶艾汤(《金匮要略》)去川芎主之。

方药

干地黄 12 克,阿胶(烊化冲服)12 克,当归 3 克,芍药 9 克,艾叶 3 克,甘草 3 克。

服法

水煎服。

3.劳伤型

症状

劳倦过度,骤然下血不止,继则淋漓不断,颜色鲜明;肢软神疲,心悸气短,面色苍白,食少便溏,舌淡红,苔薄,脉大无力。

治法

补中固气摄血,益气补元汤主之(自制方)。

方药

党参 15 克,白术 12 克,茯神 12 克,熟地 12 克,酒白芍 9 克,黄芪 9 克,肉桂 1.5 克,甘草(炙)6 克。

加减法

口干咽燥者,去肉桂,加阿胶(烊化冲服)9 克,艾叶

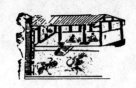

4.5 克;血久不止者,加广三七粉 1.5 克。

服法

水煎服(三七粉冲服)。

如劳伤冲任,骤然下血,先红后淡;面色苍白,气短神疲,舌淡苔薄,脉大而虚。宜补气固冲,龟鹿补冲汤主之(自制方)。

方药

党参 30 克,黄芪 18 克,龟板 12 克,鹿角胶 9 克,乌贼骨 30 克。

加减法

腹痛者,加广三七粉 1.5~3 克。

服法

水煎,温服(三七粉冲服)。

4.气虚型

症状

骤然下血甚多,或淋漓不断,色淡红;精神疲倦,气短下陷,懒于言语,饮食不思,畏风怕冷,发热自汗;舌淡苔薄而润,脉虚大。

治法

补中益气,佐以摄血,加味补中益气汤主之(自制方)。

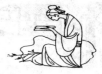

方药

黄芪 18 克,白术 18 克,广陈皮 6 克,升麻 6 克,柴胡 6 克,党参 60 克,秦当归 6 克,乌贼骨 60 克,茜草根(炒炭)12 克。

服法

水煎服。

(1)虚甚如脱者,暴下不止;两目昏暗,甚或跌仆,不省人事;舌淡,脉大而芤。宜补气血以固脱,固本止崩汤主之(《傅青主女科》)。

方药

党参 30 克,黄芪 18 克,大熟地 30 克,白术(土炒)18 克,秦当归 6 克,黑姜炭 3 克。

加减法

头晕目眩甚者,加龙骨 15 克,乌贼骨 30 克,茜草根 6 克;腹痛者,加焦艾 9 克。

服法

水煎,温服。

(2)如兼有汗出肢冷,脉微细欲绝,乃气随血脱之象。急宜补气固脱,独参汤主之(《景岳全书》)。

方药

潞党参 60 克(如用人参或西洋参、高丽参效尤佳,用

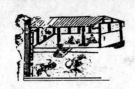

量减少至 15 克)。

服法

煎浓汁,顿服。

(3)如已呈厥脱的,宜回阳救逆,参芪救逆汤主之(自制方)。

方药

党参 24 克,黄芪 24 克,龙骨 24 克,黑附片 24 克,炙甘草 9 克,浮小麦 24 克,炮姜 9 克。

服法

水煎,温服。

5. 血瘀型

症状

阴道出血,淋漓不止,或忽然大量下血,色暗红,时夹血块;少腹疼痛拒按,苔正常,或舌质略紫,脉弦涩。

治法

活血通瘀,佐以调气,泽兰丹参饮主之(自制方)。

方药

泡参 24 克,酒丹参 12 克,泽兰 9 克,香附 6 克,延胡索 6 克,焦艾 9 克,赤芍 6 克,山楂炭 6 克,炒黑豆 15 克。

服法

水煎,温服。

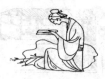

兼有少腹胀痛,如有物刺者,宜行血逐瘀,失笑散主之(《和剂局方》)。

方药

蒲黄(筛净,半生半炒熟)6克,五灵脂(净好者,酒研,澄去沙后干炒)9克。

服法

共研为末,每服6~9克,水调服。

6.气郁型

症状

郁怒伤肝,暴崩下血,或淋漓不止,色紫,兼有血块;少腹胀痛,连及胸胁,性急易怒,时欲叹息;舌质正常,苔黄,脉弦。

治法

平肝解郁,佐以止血,加减丹栀逍遥散主之(自制方)。

方药

白芍9克,柴胡6克,茯苓9克,白术9克,牡丹皮6克,山栀仁9克,甘草3克,艾叶9克,益母草12克。

加减法

血色深红,量多如泉涌者,加泡参30克,乌贼骨30克;如自觉出血有热感,心烦躁者,加生地15克。

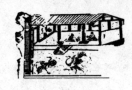

服法

水煎服。

兼脾虚者,前症兼见气短神疲,食少,食欲下降。宜培土抑木,佐以止血,扶脾舒肝汤主之(自制方)。

方药

党参15克,白术9克,茯苓9克,柴胡6克,白芍(土炒)9克,炒蒲黄9克,血余炭6克,焦艾9克。

服法

水煎服。

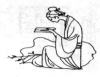

第二章　带下疾病

　　带下病名,在《内经》里就有记载。《素问·骨空论》说:"任脉为病……女子带下瘕聚……"带下的含义,有广义和狭义两种。广义是指带脉以下的病理变化,它包括了妇科一切疾病。狭义是指女子阴道流出一种黏腻的物质。如无色透明而量少,乃正常现象,不属疾病。《沈氏女科辑要笺正》引王孟英按:"带下女子生而即有,津津常润,本非病也。"若绵绵不断,甚则臭秽,或出现不同的颜色,那就形成带下病了。《女科证治约旨》说:"……若外感六淫,内伤七情,酝酿成病,致带脉纵弛,不能约束诸脉经,于是阴中有物,淋漓下降,绵绵不断,即所谓带下也。"狭义的带下,包括白带、赤带、黄带、青带、黑带等。对这些不同的带证,古代医籍中并不称带下,如《神农本草经》称为"白沃、赤沃、漏下赤白、漏下赤白沃。"《脉经》

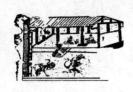

叫"漏下赤白",《金匮要略》又叫"下白物",《甲乙经》叫作"下赤白、白沥、赤沥、赤白沥。"迨至《诸病源候论》中才有五色带下的记载。本病的发生,主要是带脉不能约束,任脉有滑脱的现象,所以称为带下。

产生带下病的原因,古人论述很多,《女科撮要》说:"带下多由脾胃亏损,阳气下陷,或痰湿下注,蕴积而成。"《女科经纶》引刘河间说:"由下部任脉湿热甚,津液涌溢而为带下也。"《傅青主女科》说:"妇人忧思伤脾,又加怒气伤肝,于是肝经郁火内炽,下克脾土,脾土不能运化,致湿热之气,蕴于带脉之间。"又说:"夫黑带者乃火热之极也。"《女科经纶》引赵养葵说:"下焦肾气虚损,带脉漏下"等。归纳起来,不外脾虚气陷,下焦湿热,肝经郁火,以及火热和肾虚。带下的病因,有寒热虚实,色有青、黄、赤、白、黑,臭味有腥有腐,量有多有少,质有清有稠。临证必须根据这些情况,详细分辨证候,结合病人的体质,进行诊断。

带下病的治疗,原则上是用温、清、补、涩四法。寒证宜温,热证宜清,虚证宜补,滑证宜涩。因此,脾虚阳气下陷,寒湿下注的,宜补气升阳,温化寒湿;湿热下注的,宜清热利湿;肝经郁火的,宜清热泻肝;热甚者宜泻火;肾虚滑脱,宜温肾固涩。这些都是一般的治疗法则,临证时还

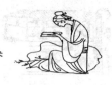

卓雨农中医妇科治疗秘诀

要根据具体情况,分别论治。

第一节　白　带

【概述】

白带是由阴道内流出的一种白色黏腻的液体,是妇科常见的病证。民间常有"十女九带"之说。虽然轻微的带下,对身体影响不大,但过多或日久不治,就会妨碍健康,对月经和孕育也有影响,不能忽视。

产生白带的原因,历代医家有种种说法,《女科经纶》引缪仲淳说:"白带多是脾虚,肝气郁则脾受伤,脾伤则湿土之气下陷,是脾精不守,不能输为荣血,而下白滑之物。"又引赵养葵说:"带者奇经八脉之一也……八脉俱属肾经……下焦肾气虚损,带脉漏下。"《诸病源候论》认为带下白者,肺脏虚损,故带下而夹白色。张子和、刘河间又认为是湿热为患;朱丹溪、薛己认为是痰湿下注。《景岳全书》说:"阳气虚寒,脉见微涩,色白清冷,腹痛多寒。"《妇科玉尺》说:"瘦人白带,每属阴虚。"根据以上各家所论,可见白带的病因主要是脾虚、肺弱和肾亏。但是,临床病情是变化多端的,不可固执一端,应该综合分析,全面掌握,才能得出正确的诊断和治疗。

第二章　带下疾病

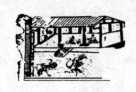
【辨证论治】

引起白带的原因很多,证型又有寒热虚实的不同,应注意辨别。一般寒证,白带清稀如水,量多;热证必兼口苦咽干,小便短黄;虚证则见面色苍白,量多而有冷感;实证大都黏浊腥秽,胸闷苔腻。临证时必须根据症状、病因,拟定治疗方法。脾虚证,宜补脾健胃;虚寒证,宜温补元阳;湿热证,宜清热渗湿;气郁证,宜疏肝解郁。这都是治疗白带的基本方法。唯带证的病理机制,与脾脏功能的强弱有密切关系。脾失健运,是产生白带的重要原因。所以,治疗白带,多以健脾、调气、升阳、除湿为主。

【证型】

1. 脾虚型

症状

带下色白量多,如涕如唾,甚则绵绵不绝,无臭秽气;头昏闷,精神不振,面色㿠白,大便溏,两足水肿;苔白,脉缓而弱。

治法

健脾除湿,佐以升阳,参苓白术散主之(《和剂局方》)。

方药

党参12克,茯苓9克,白术(土炒)9克,淮山药12

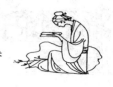

克,扁豆 12 克,薏苡仁 12 克,莲米 9 克,陈皮 6 克,砂仁
4.5 克,桔梗 6 克。

加减法

腰痛腹冷者,去桔梗、薏苡仁,加杜仲 12 克,狗脊 6
克,焦艾 9 克;饮食减少,胸闷不舒,小便清长,大便溏甚
者,去薏苡仁、桔梗,法半夏 6 克,肉桂 3 克,白芷 6 克。

服法

水煎,温服。

上证亦可用完带汤(《傅青主女科》)。

方药

党参 12 克,白术(土炒)15 克,苍术 9 克,淮山药 15
克,白芍(酒炒)6 克,车前子(酒炒)9 克,甘草 3 克,陈皮
1.5 克,黑芥穗 1.5 克,柴胡 1.5 克。

服法

水煎,食后温服。

(1)脾虚有痰者,饮食减少,中气不和,时时带下。
宜调中益气祛痰,加味六君子汤主之(《万氏妇科》)。

方药

党参 9 克,白术 9 克,苍术 9 克,茯苓 9 克,甘草 1.8
克,陈皮 6 克,法半夏 6 克,炙升麻 3 克,柴胡 3 克,生姜
6 克。

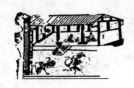

服法

水煎服。

（2）脾阳虚甚者，久带不止，量多色白；面目四肢水肿，大便溏泻，下元虚甚；苔白腻，脉缓无力。宜温补固涩，补宫丸主之（《医钞类编》）。

方药

白茯苓 15 克，土炒白术 15 克，白芍 15 克，白芷 15 克，牡蛎（煅）15 克，淮山药 15 克，龙骨（煅）15 克，赤石脂 15 克，干姜（炒）10 克。

制法

研末，醋和为丸。

服法

空腹米汤下，每次 6 克，每日 2 次。

2. 虚寒型

症状

白带清稀，久下不止；面色苍白，精神疲乏，形寒肢冷，头晕眩，心悸气短，腰痛如折；小便频数，五更泄泻；苔薄质淡，脉沉迟。

治法

温肾散寒，扶正止带，内补丸主之（《女科切要》）。

方药

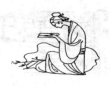

鹿茸(鹿角霜代),菟丝子,沙蒺藜,紫菀茸,黄芪,肉桂,桑螵蛸,苁蓉,制附子,茯神,白蒺藜各等份。

制法

研为细末,炼蜜为丸,如绿豆大。

服法

每服 20 丸,食后酒服(有火者忌用)。

(1)上症较轻者,带下不甚多,宜补肾温阳,鹿角菟丝丸主之(自制方)。

方药

鹿角霜60克,菟丝子15克,牡蛎15克,白术15克,杜仲15克,莲须9克,银杏15克,芡实9克。

加减法

寒甚者,加肉桂3克,附片9克。

制法

研为细末,酒煮米糊为丸,如梧桐子大。

服法

每服6克,每日2次,空腹时盐汤下。

(2)偏气虚者,白带久下不止;面色苍白,四肢清冷,心悸气短,小便频数;苔花白舌质淡,脉沉微。宜养心补气,参莲艾附汤主之(自制方)。

方药

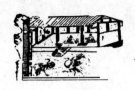

党参 15 克,莲米 9 克,芡实 9 克,茯神 12 克,艾叶(炒)9 克,附片 12 克,补骨脂 6 克,银杏 9 克。

服法

水煎,温服。

(3)偏血虚者,带下白色,面色苍白,皮肤干燥,形体枯瘦,心悸寐少,腰酸乏力,脉虚细。宜补血益气,归地参术汤主之(自制方)。

方药

当归 6 克,熟地 9 克,阿胶珠 6 克,桑寄生 15 克,党参 12 克,白术 9 克,茯神 12 克,炙甘草 3 克。

服法

水煎服。

3.湿热型

症状

带下黏浊腥秽;小便不利,或阴中痒痛,头晕倦怠,胸闷纳少,口干;苔黄腻,脉弦数。宜清热为主,佐以渗湿,止带方主之(世补斋·不谢方)。

方药

猪苓 9 克,茯苓 9 克,车前子 9 克,泽泻 9 克,茵陈 9 克,赤芍 6 克,黄柏 6 克,栀子 6 克,牡丹皮 3 克,牛膝 3 克。

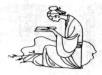

服法

水煎服。

偏湿者,白带量多,质稠黏;头闷胸胀,面目及四肢略显水肿;脉濡,苔垢腻。宜导湿化湿,佐以清热。加味二妙散主之(自制方)。

方药

黄柏6克,苍术9克,藿香6克,茯苓12克,车前子9克,冬瓜皮12克,莲须9克,白芷4.5克。

服法

水煎服。

4.气郁型

症状

白带时多时少;头晕目眩,乳房胀痛,胸闷,胁下痛,时叹息,口苦;苔薄黄,舌质正常,脉弦。

治法

疏肝解郁,丹栀逍遥散主之(《女科准绳》)。

方药

当归(炒)6克,白芍(酒炒)9克,茯苓9克,白术(炒)6克,炙甘草3克,柴胡6克,牡丹皮9克,炒山栀9克。

服法

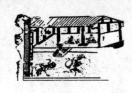

水煎服。

气郁兼痰阻者,白带黏稠;中脘痞闷,平日痰多,或有气喘,呕逆恶心,食少神疲;苔白腻,脉弦滑。宜疏郁化痰,加味四七汤主之(自制方)。

方药

紫苏叶6克,厚朴9克,茯苓12克,半夏9克,白芷6克,木香6克,建菖蒲2克。

服法

水煎,温服。

第二节 赤 带

【概述】

妇女阴道中流出一种似血非血而呈赤色的黏液,叫做赤带。《傅青主女科》说:"有带下而色红者,似血非血,淋漓不断,所谓赤带也。"戴式承《女科指南》说:"带下形如红液者名曰赤带。"如果带下纯呈赤色而无黏液,这又属于漏下或经间期出血范围,临床时必须鉴别清楚。

带下赤色的病因,根据症状的表现,一般以湿热盛者居多,如《傅青主女科》说:"夫赤带亦湿病,湿是土之气,宜见黄白色,今不见黄白而见赤者,火热故也。"也有由于心肝火炽,以致阴血亏损的,也有由于气虚不能摄血

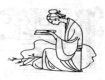

的,《女科经纶》引缪仲淳说:"赤带多因心肝二火,时炽不已,久而阴血渐虚,中气渐损,遂下赤带。"赤带初起,一般属于湿热、心肝火炽的居多;久病则以气血虚损为常见。综合以上两家论述,结合临床经验,本病可分为湿热、虚热、血虚几种类型。其治疗方法,湿热盛的,应清热化湿;阴虚火盛的,宜滋阴泻火;气血虚弱的,须益气养血。

【辨证论治】

赤带虽不外湿热内蕴,心肝火炽所致。但在临床辨证上,仍须详审虚实,辨明属性。一般属于湿热证的,带下多黏腻腥秽,苔黄脉数,心烦口苦;虚热证,则所下黏稠而无腥秽,苔黄脉虚;血虚证,带下质稀薄,面色苍白,脉虚细,苔薄白。综合症状,全面分析,才能得出正确的诊断和治疗方法。

【证型】

1. 湿热型

症状

带下量多色赤,黏腻腥秽;口苦,心烦少寐,胁胀或痛,小便黄,或刺痛频数;舌质红,苔黄,脉弦数。

治法

清热利湿,平肝解郁,加味龙胆泻肝汤主之(自制

卓雨农中医妇科治疗秘诀

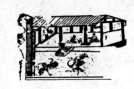

方)。

方药

龙胆草6克,当归6克,生地9克,泽泻6克,木通9克,车前仁9克,柴胡3克,黄芩9克,栀子9克,莲须6克,赤芍6克,甘草3克。

加减法

阴道有热感者,去当归、柴胡,加贯众9克;阴道红肿,小便困难者,去当归、柴胡、莲须,加黄连3克,琥珀3克;湿盛舌苔厚腻者,去生地。

服法

水煎服。

偏热者,面色赤,口苦且渴,少腹热痛,大便秘结,小便黄赤;舌质红苔干腻而黄,脉弦数。宜清热和营,三补丸主之(《证治准绳》)。

方药

黄连(去毛炒,川产者佳)9克,黄芩(炒)9克,黄柏(炒)9克。

服法

研细末蜜丸,白开水下,每服3克,每日2次。

2. 虚热型

(1)阴虚血热

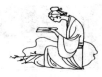

症状

带下似血非血,质黏腻;面色时发潮红,月经量少,周期错乱,头晕眼花,心悸少寐,心烦口干,身体较瘦;舌质红,苔薄黄,脉虚数。

治法

宜养血清热,芩连四物汤主之(《女科准绳》)。

方药

当归4.5克,白芍9克,川芎3克,生地15克,黄芩9克,黄连6克。

加减法

带下量多者,去当归、川芎,加贯众9克,地榆炭6克。

服法

水煎服。

(2)血虚肝热

症状

带下赤色;胸闷胁痛,头晕耳鸣,少腹胀,性情急躁;苔白脉弦。宜平肝养血,清肝养血汤主之(自制方)。

方药

丹参12克,生地9克,赤芍9克,石决明12克,龙胆草1.5克,木香6克,焦黄柏6克,白茅根9克。

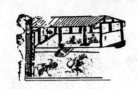

卓雨农中医妇科治疗秘诀

服法

水煎,温服。

(3)心火内炽

症状

赤带腥秽;头眩作胀,心中烦热,夜寐不安,咽燥口渴,大便干燥,小便少而赤;舌质红绛,尖边中心光剥,脉虚细数。宜养阴清火,清心莲子饮主之(《女科证治约旨》)。

方药

石莲子 12 克,北沙参 12 克,麦冬 12 克,地骨皮 6 克,黄芩 9 克,焦山栀 9 克,生甘草 4.5 克,车前子 4.5 克。

服法

水煎服。

3.血虚型

症状

带下色赤量多,质稀薄,绵绵不绝;腹无胀痛,面色苍白,精神萎靡;脉象虚细,舌淡苔少。宜补血温经,胶艾四物汤主之(《妇科玉尺》)。

方药

当归 9 克,白芍 9 克,熟地 9 克,川芎 3 克,阿胶(烊

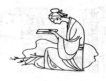

化冲服)9 克,艾叶 6 克。

服法

水煎服。

第三节　黄　带

【概述】

黄带是指带下色如茶汁,质黏腻,具有臭秽气。正如《傅青主女科》说:"有带下而色黄者,宛如黄茶浓汁,其气臭秽,所谓黄带也。"至于黄带的病源,早在隋代的《诸病源候论》中就有记载,如说:"带下色黄者,脾脏虚损,故带下而夹黄色。"远在公元 6 世纪,我国医家就已经对黄带有了细致的观察和了解。其后,历代医家又各有发挥,研究黄带的病因、病理更加完备。如《傅青主女科》说:"黄带为任脉中湿热不得化,煎熬成汁,变而为黄。"《女科证治约旨》说:"因思虑伤脾,脾土不旺,湿热停蓄,郁而化黄,其气臭秽,致成黄带。"根据以上论述,我们可以了解到,引起本病的主要原因,是湿热内蕴,郁而成黄。所以其治疗方法,当以清热利湿为主。至于思虑伤脾者,正因脾土不旺,健运失常,湿郁生热。如经久不愈,转属虚证,又当以补益为主。

【辨证论治】

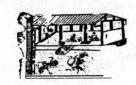

根据上述病源,本病初起,多因湿热为患。若延久不愈,正气亏损,则转属虚证。虚实不同,治疗方面应有区别,现将湿热和气虚两型的症状和治疗介绍如下:

【证型】

1. 湿热型

症状

带下色黄,有腥秽气,甚者触鼻;或阴中肿痛,面色晦暗或淡黄,头胀眩晕,大便秘结,小便赤涩,月经大多不正常;苔黄而腻,脉弦数。

治法

清热利湿,漏下去黄方主之(《千金方》)。

方药

黄连15克,大黄15克,桂心15克,黄芩18克,䗪虫18克,干地黄18克。

服法

上6味,研末筛细,空腹酒服1克,每日3次。

脾虚湿郁者,带下色黄,时久不止;面色淡黄,头眩晕,食欲减少,月经多后期色淡,大便时溏,小便淡黄;舌苔薄白,脉软而滑。宜健脾渗湿,易黄汤主之(《傅青主女科》)。

方药

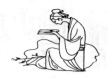

淮山药(炒)30 克,芡实(炒打)30 克,炒车前子 3 克,银杏(打碎)10 枚,黄柏(盐水炒)9 克。

服法

水煎服。

2. 气虚型

症状

带下淋漓不止,色黄质薄;气短神疲,面色㿠白;舌质淡,苔白,脉虚弦。

治法

宜升阳除湿,益气升阳除湿汤主之(自制方)。

方药

党参15 克,白术 9 克,炙甘草 3 克,陈皮 6 克,升麻 2 克,柴胡 3 克,茯苓 9 克,茅苍术 6 克,焦柏 3 克。

服法

水煎,温服。

第四节 青 带

【概述】

妇女阴道中流出状如绿豆汁,色青而黏腻的液体,称为青带。《傅青主女科》说:"妇人有带下而色青者,甚则绿如绿豆汁,稠粘(黏)不断,其气腥臭,所谓青带也。"本

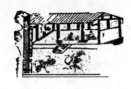

证在临床上,往往易与黄带相杂,成为嫩绿色或菜黄色。纯下青色的带证是少见的。因为产生带下的主要原因是脾湿,脾湿则肝易郁,肝郁生热,热聚中焦,与脾湿相合,故带下如嫩绿色。

青带产生的原因,古人认为是肝脏虚损,或湿热下注于带脉所致。《诸病源候论》说:"带下青者,是肝脏虚损,故带下而夹青色。"《傅青主女科》说:"夫青带乃肝经之湿热。肝属木,木色属青,带下流如绿豆汁。"《妇科易知录》也说:"肝经湿热停住中焦,走于胞宫,郁逆之气,积久腐化而成。"因此,在治疗方法上,初期宜清解肝经郁火,通利膀胱湿热,如病久正气已虚,则宜养肝滋肾兼和脾胃。

【辨证论治】

诊断青带,亦须根据全身症状,辨别虚实。属湿热的带下,质多黏稠腥臭,苔必黄腻,脉弦数;如带下久不止,呈现头晕耳鸣,腰膝酸软,舌质红,脉虚,多为虚损。至于治疗方法,属虚者宜补,属实者宜清,更审其有无兼症,随症加减。

【证型】

1. 湿热型

症状

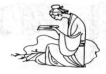

带下色青,质黏稠,且有臭气;面色苍黄,头胀眩重,精神疲惫,胸闷胁痛,不思饮食;舌淡红,苔黄腻,脉象弦数。

治法

宜清热渗湿,加减完带汤主之(自制方)。

方药

泡参 12 克,白芍 6 克,苍术 6 克,茵陈 9 克,甘草 3 克,荆芥 3 克,柴胡 2.4 克,栀子 6 克,黄柏 6 克,黄连 3 克。

加减法

阴道瘙痒者,加蛇床子 9 克,金银花 9 克。

服法

水煎,温服。

2. 虚损型

症状

带下色青,日久不愈;月经一般多退后,量少质薄,头晕、目眩、耳鸣,时有盗汗,咽喉燥痛,腰膝酸软,大便干燥;苔薄质红,脉虚数。

治法

宜滋补肝肾,滋血舒肝汤主之(自制方)。

方药

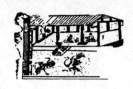

当归6克,白芍9克,熟地9克,山萸肉9克,青皮4.5克,生麦芽15克,郁李仁12克。

服法

水煎,温服。

第五节 黑 带

【概述】

妇女阴道流出一种状如黑豆汁的液体,称为黑带。《傅青主女科》说:"妇人有带下而色黑者,甚则如黑豆汁,其气亦腥,所谓黑带也。"《女科易知录》说:"带下色黑,有如黑豆汁,或浓粘(黏)臭秽,或清稀如水。"这就具体描述了黑带的症状。

黑带产生的原因,多由于肾脏虚损。《诸病源候论》说:"带下黑者,是肾脏之虚损,故带下而夹黑也。"因黑色属肾,肾气虚损,阳气不运,所以带下色黑。临床上常有因脾阳下陷,寒湿不化,带下如扬尘水的。至于《傅青主女科》所说,有因胃火太旺,与命门、膀胱、三焦之火合而熬煎,形成黑带的,临床上还不多见,故本节不作讨论。

治疗黑带的方法,亦须审因论治。肾虚的,宜温肾扶阳为主,佐以固涩;如因脾虚寒湿不化,则须扶脾为主,佐以温化寒湿。

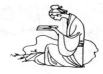

【辨证论治】

黑带的发病原因,根据古代文献记载,结合临床经验,可归纳为肾虚和脾虚两种。虽然同属虚证,但有中焦和下焦的不同,因而表现在症状上也各有区别,治疗时就须随证而异。

【证型】

1. 肾虚型

症状

带下黑色,质稀薄,量多,绵绵不止;月经紊乱甚或停闭,经色多晦暗,小腹有冷感,腰酸软,面色苍白,喜暖恶寒,大便时溏,小便清长;舌淡苔白,脉沉缓无力。

治法

宜温肾固摄,桂附止带汤主之(自制方)。

方药

附片9克(先煎),肉桂1.5克,续断9克,焦艾9克,茯苓9克,芡实9克,盐小茴3克,乌贼骨15克,金樱子9克。

加减法

腰痛甚者,加鹿角霜9克;下腹坠胀,阴中如有物坠出者,加升麻4.5克。

服法

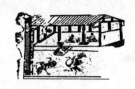

水煎,温服。

2. 脾虚型

症状

带下色黑质薄,有清冷感;月经后期,色淡质清;面色萎黄,或气短神疲,四肢水肿,手足不温,纳少便溏;舌淡苔白腻,脉沉迟。

治法

宜健脾升阳,温化寒湿,加减寿脾煎主之(自制方)。

方药

党参 12 克,白术 9 克,当归 6 克,山药 6 克,干姜(炮)6 克,莲肉 6 克,苍术 6 克,白芷 6 克,焦艾 9 克。

服法

水煎服。

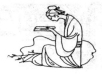

第三章　妊娠疾病

妊娠是妇女正常的生理现象,本不属于疾病。如妊娠期间,身体上有特殊变化,发生一些为正常妊娠期不应有的症状,如恶阻、子肿、子痫、子淋、胎动不安、激经、转胞和妊娠腹痛等,这就称为妊娠疾病。

妇女在妊娠期内,如果发生了疾病,不仅关系孕妇身体健康,而且会影响胎儿发育。因此,平时必须注意保健,有病应及时治疗。本章讨论以妊娠常见疾病的预防和治疗为主要内容。分妊娠诊断、妊娠期卫生、妊娠疾病的病因和治疗以及妊娠用药禁忌等。

【妊娠诊断】

育龄期已婚妇女如无其他病状而月经过期不至的,临床上当考虑其是否受孕,尤其妊娠的早期诊断,更须注意。如果错误地把怀孕当作经闭,误加攻伐,或将疾病误

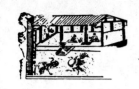
认为怀孕,妄投药剂,小则影响健康,大则危及生命。

　　妊娠的诊断方法:根据古人长期的临床经验,认为主要在诊脉。如《素问·阴阳别论》说:"阴搏阳别,谓之有子。"《平人气象论》说:"妇人手少阴脉动甚者,妊子也。"《腹中论》说:"何以知怀子之且生也? 身有病而无邪脉也。"王叔和说:"尺中之脉,按之不绝,法妊娠也。"滑伯仁说:"三部脉浮沉正等,无他病而不月者,妊也。"这些凭脉辨证的方法,都是历代医家的经验积累,用于临床,仅供参考。现代妇科临床诊断早孕的方法很多,其中尿妊娠试验、血人绒毛膜供性腺激素测定,结合 B 型超声探测是最可靠的常用诊断方法,不能仅仅拘泥于脉象,避免造成误诊。

　　【妊娠期卫生】

　　妇人在受孕以后,必须注意卫生,才能在胎产期间防止疾病发生和保护胎儿的苗壮成长。古人所称胎教,即含有这种意义。如徐之才《逐月养胎法》载有:"居必静处,男子勿劳。""毋太饥,毋甚饱。""毋食辛臊,毋食干燥。""毋悲哀思虑惊动。""身欲微劳,无得静处。""毋处湿冷,毋着炙衣。"就是说妊娠期房事要有节制;要调节饮食,少食厚味,不要过饥过饱,既要注意营养,又要避免妨碍消化;喜怒哀乐要有节制,不要过喜过悲,过忧过怒;

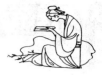

要适当劳动,不要过于安闲,不宜攀高负重;要时常沐浴,但不宜过用热汤;要有充足的睡眠,但不宜偏卧一侧等。这些都是妊娠期中应该注意的。现代医学的孕期卫生,仍未超出这个范围。在临床上,必须指导孕妇善于摄生,才能保障孕妇和胎儿的健康,避免发生疾病。

【妊娠病的病因和治疗】

引起妊娠疾病的原因,仍不出内伤七情,外感六淫,以及不内外因的跌仆损伤和饮食房劳等,临床时必须辨证论治。如因疾病而影响孕妇胎动的,宜治其病,病愈则胎安;如因胎动不安而导致病变的,宜安其胎,胎安则病自愈。这是治疗妊娠疾病的原则。安胎的方法,古人主张养血清热,以血为本;胎前用药宜凉,清热则血液不致妄行而能养胎。其实这种方法,并不全面,用于气盛有热的,可以收效,如属气虚偏寒的,就不适宜。最可靠的方法,仍然要根据寒、热、虚、实辨证论治,不宜一概清热养血,应从脾胃和肝肾方面着手治疗。因为脾胃为水谷之海,气血生化之源,胎儿依靠母体的血液来营养,脾胃健旺,血液充足,才能养胎。肾为元气之本,冲任之源,冲为血海,任主胞胎,所以又有胎系于肾的说法。肝为肾之子,相互为用,滋养肝肾,就能调理冲任,从而起到护胎的作用。尤其体弱易于堕胎的孕妇,更要重视调理脾胃和

卓雨农中医妇科治疗秘诀

第三章 妊娠疾病

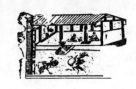

滋养肝肾。至于古人所提出的汗、下、利小便三禁,虽然重要,但必须针对病情,灵活掌握。

【妊娠用药禁忌】

妇女在妊娠期中,由于有胎,用药就应注意。妊娠禁忌药,可分为两类:一类是药性剧烈,影响孕妇和胎儿安全的,必须禁用,其中包括毒药、泻药、大热药和破血药等,如水银、砒石、芒硝、巴豆、牵牛、大黄、乌头、藜芦、大戟、芫花、商陆、麝香、干漆、茜根、牛膝、桃仁、红花、三棱、䗪虫、水蛭、虻虫、芫花、斑蝥等破血耗气的药品,都可能引起堕胎。体虚而胎元不固的孕妇,更易发生问题,所以古人把这些列为禁忌药物。另一类是药性比较和缓,但对妊娠有妨碍,也须谨慎使用,其中包括辛温香窜药、消导药和利尿药等,如肉桂、厚朴、天南星、山楂、瞿麦、冬葵子、车前子等。可见,古人对妊娠用药非常慎重。但是,临证处方时又不必过分拘泥,若病情需要,亦可斟酌使用。如《素问·六元正纪大论》说:"妇人重身,毒之何如?岐伯曰:有故无殒,亦无殒也,大积大聚,其可犯也,衰其大半而止,过则死。"这给后世指出了在妊娠期中使用禁忌药物的具体原则。由此可知,如孕妇无大病,则上列禁忌药物,应当禁用或慎用,但在病情严重,病邪胶结时,需要使用的,亦可按症下药,这就是"有病则病当之"

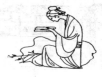

的道理。

第一节 恶 阻(妊娠呕吐)

【概述】

恶阻是妇人受孕早期最常见病证。临床表现为恶心呕吐,头晕体倦,厌食择食,喜食酸味,心中愦愦,恶闻食气等症状。《诸病源候论》称为"恶阻病"。《胎产心法》说:"恶阻即恶心而饮食阻隔之义也。"《产宝》称为"子病",《坤元是保》称为"食病",《产经》谓之"阻病"。都是恶阻的异名。恶阻病的记载,最早见于《金匮要略·妇人妊娠病脉证并治篇》:"妇人得平脉,阴脉小弱,其人渴,不能食,无寒热,名妊娠,桂枝汤主之。于法六十日当有此证,设有医治逆者,却一月,加吐下者,则绝之。""妊娠呕吐不止,干姜人参半夏丸主之。"说明祖国医学在公元200年左右对恶阻已经有了明确的记载和治疗方法。

根据古代文献记载,恶阻的病因不一,有因胃气虚弱的,有因停痰积饮的,有因胎气上逆的。《校注妇人良方》说:"妊娠恶阻病……由于胃气怯弱,中脘停痰。"戴思恭《证治要诀》说:"盖其人宿有痰饮,血壅遏而不行,故饮随气上。"《景岳全书·妇人规》说:"然亦有素本不虚,而忽受胎妊,则冲任上壅,气不下行,故为呕逆。"根

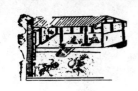

据临床经验，一般恶阻，可归纳为胃虚、痰滞和胎气上逆三种，但是，总的原因仍属胃气虚弱。无论痰饮或胎气，都是上逆犯胃，才能发生呕吐。如果胃气强盛，就能控制上逆之气。因此，治疗本病，除针对病因辨证施治外，特别要照顾胃气，才能收到很好的效果。

【辨证论治】

产生恶阻的原因，虽然可以归纳为上述三种，但有寒热虚实的不同，辨别证候，仍要以此为依据。如因胃气虚弱，必见腹泻腹胀，精神倦怠，大便溏泻，舌淡口和，脉滑无力；偏寒则面色苍白，喜热畏冷，苔白脉迟；偏热则呕苦吐酸，嘈杂心悸，舌红苔黄脉数；如因痰积，必然头晕、心烦、胸满，苔白腻脉滑；兼气郁，必胸胁胀痛，精神郁闷；如因胎气上逆，则呕吐清水或酸水，头胀眩晕，时有嗳气。诊断时，应本"轻者不服药亦无妨"的原则，因一般轻者，往往经过一段时间后，症状逐渐消失而痊愈。《医宗金鉴》说："轻者过期自然勿药而愈，重者须以药治之。"这是完全正确的。更有经过治疗，病情反而加重的，即应停药休养。《金匮要略》说："设有医治逆者，却一月加吐下者，则绝之。"指出误治或愈治愈重的，则当谢绝医药，采取饮食调养的方法。可见病不重或愈治愈重的，均不宜用药医治，以免引起其他变化。如必须用药治疗，则应掌

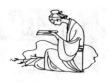

握证候,辨别原因,给予适当的处理。属于胃气虚弱的,宜健脾和胃;如因停痰积饮的,宜豁痰养胃;如系胎气上逆的,则宜降逆顺气。其中偏寒、偏热、夹食、夹郁的,又当根据病情,随证加减。

恶阻一证,除用药物治疗外,在饮食、生活起居等方面,亦应加以注意。对孕妇所喜爱的食物,在可能的情况下,应随其意而与之。这样,对孕妇健康的恢复有很大的帮助。万密斋说:"凡妊娠恶食者,以其所思任意食之必愈。"《医宗金鉴》也说:"若无他病择食者,须随其意而与之。"可见治疗恶阻,虽然有一定的用药原则,同时也应适合病情的需要,注意饮食,不是单独依靠药物。

【证型】

1. 胃弱型

症状

孕后呕不能食,胸满腹胀;平素体弱,精神倦怠,大便溏泻;舌淡口和,苔白,脉滑无力。

治法

和中健胃,降逆止呕,六君子汤主之(《和剂局方》)。

方药

党参 15 克,茯神 12 克,白术 9 克,法半夏 9 克,陈皮 6 克,炙甘草 3 克。

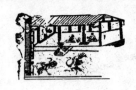

加减法

兼气滞的胸脘饱闷,时欲嗳气作呕者,去甘草,加南藿香6克,木香3克,砂仁4.5克。

服法

水煎服。

兼寒者,妊娠初期,得食则呕,吐后即止,中脘作痛,舌淡苔白滑。脉寸滑关濡。宜温中止呕,人参丁香散主之(《济阴纲目》)。

方药

党参(原用人参)9克,公丁香1.2克,南藿香6克。

加减法

腹痛者,加蕲艾6克;呕甚者,加淡干姜15克,茯苓9克。

服法

水煎服,一日3次。

2. 痰滞型

症状

妊娠初期,呕吐痰涎;头晕心烦,胸满不思食,膈间有水,心悸气促;舌质淡,苔白腻,脉弦而滑。

治法

燥湿化痰,降逆止呕,加味二陈汤主之(自制方)。

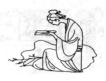

方药

陈皮 6 克,法半夏 4.5 克,茯苓 9 克,甘草 1.5 克,茅苍术 3 克,枳壳 6 克,生姜 1 片。

加减法

气虚,曾经有过流产史者,去枳壳,加续断 9 克,党参 12 克,蕲艾 9 克,砂仁 3 克。

服法

水煎服。

痰郁化热者,口干而苦,烦热愦闷,夜寐不安,大便干燥,小便黄赤;舌苔黄腻,脉象滑数。宜清热化痰,芩连半夏竹茹汤主之(自制方)。

方药

黄芩 6 克,黄连 3 克,法半夏 6 克,竹茹 9 克,龙胆草 3 克,旋覆花 4.5 克,枳壳 6 克。

加减法

气滞胸胀,时欲嗳气者,加木香 6 克。

服法

水煎,温服。

3. 胎气上逆型

症状

妊娠呕吐清水或酸水;头胀眩晕,心胸愦闷,起坐不

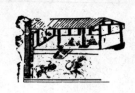

安,时时嗳气,饮食减少;苔薄白,脉滑。

治法

和胃降逆,顺气平呕,六君子汤主之(《和剂局方》)。

方药

党参 15 克,茯神 12 克,白术 9 克,法半夏 9 克,陈皮 6 克,炙甘草 3 克。

(1)偏寒者,口中淡腻,胸脘满闷,神疲,怠惰踡卧,苔白腻,脉濡或缓。宜顺气降逆,加减半夏茯苓汤主之(自制方)。

方药

法半夏 6 克,茯苓 9 克,广陈皮 6 克,砂仁 1.5 克,厚朴花 6 克,木香 4.5 克,炒蕲艾 6 克。

服法

水煎,温服。

(2)偏热者,口苦而干,面色红润,心烦嘈杂,恶闻食臭,小便短赤;舌质红,苔黄,脉弦滑而数。宜清热降逆,加味栀豉汤主之(自制方)。

方药

山栀仁 9 克,香豉 4.5 克,枳壳 4.5 克,竹茹 9 克,法半夏 4.5 克,木香 6 克,黄连 1.5 克,苏叶 2.1 克。

服法

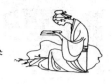

水煎服。

(3)兼见肾虚者,妊娠期中,腰酸无力,精神疲乏,饮食减少,食后即呕;小便频数量多;舌淡口和,苔薄白,脉寸滑尺弱。宜温肾纳气,降逆和胃,温肾降逆汤主之(自制方)。

方药

杜仲12克,续断9克,菟丝子9克,桑寄生15克,炒蕲艾9克,广陈皮6克,砂仁3克,法半夏6克。

服法

水煎服。

上述恶阻诸证,如兼见呃逆者,务宜注意,恐气逆不降,引起胎动不安,甚至堕胎。处方时须随症化裁。气不虚者,加旋覆花6克,赭石9克;内热者,加枇杷叶15克,柿蒂6克;肾虚者,加干刀豆1片,烧灰存性冲服;寒证者,加丁香1.5克。

第二节　子　肿(妊娠水肿)

【概述】

妇女在妊娠期中发生水肿,称为子肿。妇科学上的胎水、子气、子满、脆脚、皱脚等名称,都是子肿病。《女科经纶》引陈良甫说:"妇人胎孕至五、六个月,腹大异

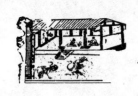

常,胸腹胀满,手足面目浮肿,气逆不安,此由胞中蓄水,名曰胎水。不早治,生子手足软短,有疾,或胎死腹中。"《医宗金鉴》说:"头面遍身浮肿,小水短少,属水气为病,故名曰子肿;自膝至足肿,小水长者,属湿气为病,故名曰子气;遍身俱肿,腹胀而喘,在六、七个月时者,名曰子满;但两脚肿而肤厚者属湿,名曰皱脚,皮薄者属水,名曰脆脚。"其实这些症状,都是水肿的现象,只是肿的部位和程度不同而已,所以通称子肿。

子肿的原因,主要是脾虚不能制水,以致水气流溢于外。昝殷《产宝》说:"妊娠肿满,脏气本虚,土不克水。"《圣济总录》说:"妊娠脾胃气虚,经血壅闭则水饮不化。"也有因湿滞、气滞、肾虚而引起的,如张仲景说:"妊娠有水气,身重,小便不利,洒淅恶寒,起即头眩,葵子茯苓散主之。"《女科经纶》引陈良甫说:"胎气壅塞成湿,致身体胁腹浮肿,喘急气促,小便涩,法当疏壅气,行水湿。"临床上亦常有因命门火衰,不能上温脾土,下运膀胱,以致水道不利而引起的。说明引起本病的根本原因,是脾虚水气泛滥,治疗时宜以健脾利湿为主,佐以顺气安胎;如命门火衰,宜配以温肾之品。审证投方,自能收效。

【辨证论治】

妊娠水肿,既然有脾虚、湿滞、气滞、肾虚等病因,表

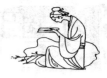

现在症状上,就各有不同。临床时要辨明类型,掌握症状,分别施治。

【证型】

1. 脾虚型

症状

妊娠面目四肢水肿;面色萎黄,神疲无力,懒于言语,四肢冷,口淡,胸闷不思食,大便溏,小便少,白带多;舌淡苔薄白而润,脉虚滑。

治法

培土利水,全生白术散主之(全生指迷方)。

方药

蜜炙白术12克,茯苓皮12克,生姜皮6克,大腹皮6克,陈皮6克。

服法

水煎服。

兼见气弱者,妊娠数月,消化不良,食少腹胀,大便不实,下肢肿胀;气短神倦,面色萎黄,舌淡口和;苔白滑,脉濡而虚。宜补气升阳,加减参苓白术散主之(自制方)。

方药

党参9克,扁豆12克,焦白术9克,茯苓9克,茅苍术4.5克,砂仁3克,炙升麻3克,广陈皮6克。

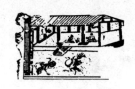

服法

水煎服。

2. 肾虚型

症状

妊娠数月,面浮肢肿;面色灰暗,心悸气短,下肢畏寒,腰胀腹满;舌淡苔薄白而润,脉迟。

治法

温肾行水,桂附苓术饮主之(自制方)。

方药

厚附片9克,肉桂3克,茯苓12克,茅苍术6克,炒远志6克,生姜皮6克,制台乌4.5克。

服法

水煎服。

3. 湿滞型

症状

妊娠肢体水肿;面色白润,怕冷,头胀眩重,心悸胸满,腰酸腿软,小便不利;苔白腻,脉象沉滑。

治法

利湿行水,加减五皮饮主之(自制方)。

方药

茯苓皮9克,大腹皮6克,五加皮6克,桑枝15克,

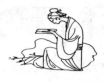

防己 6 克,苍术 4.5 克,建菖蒲 1.5 克,茵陈 6 克。

服法

水煎,温服。

(1)胎水肿满者,怀孕五六月,腹胀大异常,胎间有水气,小便不通,手足面目浮肿;舌淡苔薄而滑,脉虚。宜理脾和血,千金鲤鱼汤主之(《千金方》)。

方药

小鲤鱼 1 尾,白术 15 克,茯苓 12 克,当归 9 克,芍药 9 克。

加减法

如孕妇阳虚体弱,气短肢冷者,加桂枝尖 4.5 克,厚附片 9 克。

服法

上药共为细末,先将小鲤鱼用白开水煮沸取汁,每次取汁两盅,入药末 15 克,生姜 7 片,橘皮少许,再煎 15 分钟,空腹服。

(2)兼胃寒者,肢体肿胀;大便溏泻,小便不利,胸闷不欲食,时呕清水,口淡无味,苔白腻,脉沉。宜温胃燥湿利水,加减胃苓汤主之(自制方)。

方药

茅苍术 6 克,砂仁 3 克,扁豆壳 12 克,防己 6 克,大

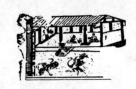

腹皮 6 克,生姜皮 6 克。

服法

水煎服。

(3)兼脾虚者,肢体面目浮肿;胸闷不食,腰酸腿软,小便时少;苔白而腻,脉寸滑关濡。宜温运脾阳,佐以渗湿,加减五苓散主之(自制方)。

方药

桂枝 6 克,白术 6 克,苍术 6 克,砂壳 4.5 克,茯苓皮 12 克,泽泻 6 克,扁豆壳 24 克,猪苓 6 克。

服法

水煎,温服。

4.气滞型

症状

妊娠三月之后,先是脚水肿,渐至腿膝;步行艰难,甚至脚趾间出黄水;胸胁作胀,晨轻晚重,食少苔腻,脉沉弦。

治法

宜理气行水,理气渗湿汤主之(自制方)。

方药

生香附 9 克,木香 6 克,砂壳 4.5 克,厚朴花 6 克,茅苍术须 6 克,五加皮 9 克,茯苓皮 9 克,桑枝 15 克。

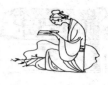

加减法

腹胀自觉矢气稍舒者,加老萝卜头9克,青皮4.5克,陈皮4.5克。

服法

水煎服。

第三节 子 痫

【概述】

妊娠六七月,或正值分娩,或产褥期间,突然颈项强直,筋脉挛急,目睛直视,牙关紧闭,抽搐不省人事;甚则全身痉挛,角弓反张,类似癫痫,少时自醒,醒后又如常人。这些症状,称为子痫,又名子惊。病情严重的,持续时间较长,反复发作,甚至经常恍惚,搐搦继续。这是妊娠期严重的疾病,如不及时治疗,往往可引起孕妇死亡。《诸病源候论》说:"妊娠而发者,闷冒不识人,须臾醒,醒复发,亦是风伤太阳之经作痉也,名子痫,亦名子冒也。"《医宗金鉴》说:"孕妇忽然颠仆抽搐,不省人事,须臾自醒,少顷复如好人,谓之子痫。"这是古人根据症状命名的。

发生本病的原因很多,《诸病源候论》说:"体虚受风,而伤太阳之经,停滞经络,复遇寒湿相搏。"《校注妇

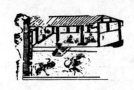

人良方》说："妊娠体虚受风，而伤足太阳经，遇风寒相搏，则口噤背强，甚则腰背反张，名之曰痉。"这两种论述，都认为因体虚，风寒外袭所致。《产科心法》说："孕妇血虚，风邪入肝。"《沈氏女科辑要笺正》曰："妊妇卒倒不语，或口眼歪斜，或手足瘛疭，皆名中风。或腰背反张，时昏时醒，名为痉，又名子痫。古来皆作风治，不知卒倒不语，病名为厥，阴虚失纳，孤阳逆上之谓。口眼歪斜，手足瘛疭，或因痰滞经络，或因阴亏不吸，肝阳内风暴动。"《胎产心法》云："孕妇忽然僵仆，痰涎壅盛，不省人事，乃是血虚而阴火上炎，鼓动其痰。"综合以上诸家学说，参以临床经验，子痫的原因，可以归纳为风寒所伤、肝热生风、阴亏血虚、阳虚湿泛等证型。临床时，必须分析病因、症状，辨证施治。

【辨证论治】

子痫一证，从临床症状来看，可以分为轻重两类。轻证仅觉头痛眩晕，全身疲劳，有时足踝及小腿部有轻度水肿；重症则剧烈头痛，恶心呕吐，甚则抽搐，渐至牙关紧闭，神志不清，痰涎壅盛，身体强直，角弓反张。至于因风因热，或气虚血虚，当结合舌脉等来分析。

子痫的治法，《医学心悟》说："大抵此证，胎气未动，以养血定风为主；胎气既下，则宜大补气血为主。"这是

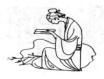

治疗本证的要领。但在临床时,又须结合病情,分辨寒热虚实,立法遣方。一般以平肝、养血、祛风、化痰为主,由肝热盛而生风的,则平肝息风;由风寒外袭的,则宜祛风散寒;血虚气弱,着重养血益气;阳虚湿泛的,又当温阳化湿。若在产后发生本证,则应大补气血为主,佐以平肝息风。临床应结合现代医学知识,判断病情轻重,采用中西医结合方法积极救治。现就常见的四种类型的症状和治法分论如下:

【证型】

1. 肝热生风型

症状

妊娠数月,平日头晕眼花、面赤,有时发热,性情烦躁;病时突然昏倒,神志不清,四肢抽搐;舌红,苔黄褐,脉弦数。

治法

清热养血,平肝息风,龙胆羚羊角汤主之(自制方)。

方药

龙胆草9克,黄芩6克,干地黄9克,羚羊角3克(磨汁冲服),茯神9克,丹参3克,车前仁6克。

加减法

痰涎壅盛,加竹沥30滴,亦可加天竺黄6克。

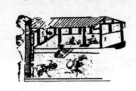

服法

水煎,微温服。

内热甚者,兼有口苦溺赤,烦躁或有谵语。宜泻热清心,加味黄连解毒汤主之(自制方)。

方药

黄连3克,黄柏6克,栀子9克,黄芩6克,水牛角30克(磨汁冲服)。

加减法

抽搐甚者,加石决明15克,草决明15克。

服法

水煎服。

2. 风寒型

症状

妊娠数月,肢体常痛,有时面浮肢肿,憎恶风寒,头痛胸闷;忽然呕恶,昏闷不识人;舌淡,苔白润,脉浮滑而紧。

治法

疏解风寒,葛根汤主之(《伤寒论》)。

方药

桂枝6克,葛根6克,麻黄3克,白芍6克,甘草3克,生姜1片。

服法

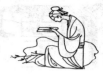

水煎,温服。

风寒夹痰者,症状同上,唯发病时喉间痰鸣。宜祛风化痰,祛风导痰汤主之(自制方)。

方药

法半夏9克,陈皮6克,胆南星6克,钩藤9克,茯苓9克,桂枝6克,葛根6克,甘草3克,荆竹沥20滴。

服法

水煎,温服。

3.血虚型

症状

妊娠数月,平时头晕目眩,心悸气短,面色萎黄,或有浮肿;病发时头痛甚剧,颠仆不省人事;舌淡无苔,脉虚细而弦。

治法

养血息风,钩藤汤主之(《证治准绳》)。

方药

钩藤9克,当归首6克,茯神12克,泡参12克,桑寄生30克,桔梗6克。

加减法

如已见抽搐者,加阿胶珠9克,牡蛎12克;血虚而液少者,去当归,加生白芍9克,地黄9克。

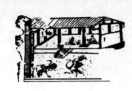
下篇·各论

服法

水煎服。

4.阳虚湿泛型

症状

怀孕数月,面浮肢肿,气促尿短,心累神倦;发病时骤然昏昧,不知人事,牙关紧闭,有时抽搐;舌淡或微有紫色,苔白,脉滑重按无力。

治法

温化行水,加味五苓散主之(自制方)。

方药

白术9克,茯苓皮9克,猪苓6克,泽泻4.5克,肉桂3克,生姜皮3克,五加皮6克,炒远志4.5克。

服法

水煎,温服。

第四节　子　淋

【概述】

妇人怀孕数月,小便频数,点滴而下,并有疼痛的症状,称为子淋。《医宗金鉴》说:"孕妇小便频数窘涩,点滴疼痛,名曰子淋。"《胎产指南》说:"孕妇小便涩,或成淋沥(漓),名曰子淋。"产生子淋的原因,根据古代文献

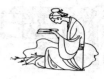

记载,有虚热、郁热和气虚。《诸病源候论》说:"淋者,肾虚膀胱热也。肾虚不能制水,则小便数也;膀胱热则水行涩,涩而且数,淋沥(漓)不宣。妊娠之人,胞系于肾,肾患虚热成淋,故谓子淋也。"《叶天士女科》说:"妊娠因酒色过度,内伤胞门,热结膀胱,小便淋涩,心烦闷乱,名曰子淋。"指出因肾虚有热所引起的子淋。也有由于郁热内蕴,结于膀胱的,《女科经纶》引万密斋曰:"……或服食辛热,因生内热者……"《校注妇人良方》薛立斋注:"若肝经湿热,用龙胆泻肝汤。"在临床上,常因心经有热,移于小肠,传入膀胱的,也属于郁热的范围。还有因气虚,不能通调水道,而致小便淋涩的。临证时应详细审察,辨明虚实,才能作出正确的诊断。

　　子淋的治疗方法,须视证候的虚实和有热无热,分别论治。一般以滋水、泻热、通淋为主。若虚而无热者,又宜以扶气升提为主,慎用滑利的药物,以防堕胎。

　　【辨证论治】

　　导致子淋的原因,虽然有虚实,但大都有热象。若鉴别虚实,必须结合四诊进行诊断。大凡属于郁热的,多见面红气盛,口苦而干,脉数有力;属于虚热的,则精神较差,头目眩晕,口干不喜饮,脉象虚数。

第三章 妊娠疾病

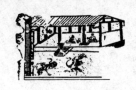

【证型】

1.虚热型

症状

怀孕数月,小便频数涩少,或时觉尿道作痛,尿黄;体瘦面红,头目眩晕,有时两颧发红,或午后潮热,咽燥口渴,心烦,夜寐不安;舌质红,苔黄燥或光剥无苔,脉虚数。

治法

宜泻热养阴,知柏地黄饮主之(自制方)。

方药

黄柏6克,黄芩6克,知母9克,生地15克,玄参9克,甘草梢6克,山栀仁6克。

服法

水煎,温服。

2.郁热型

症状

妊娠小便黄赤,艰涩不利,解时疼痛,频数而短;面色微红,口苦而干,烦躁不安,大便燥结,带下黄色;舌红,苔厚黄而燥,脉滑数有力。

治法

清热通淋,加减局方五苓散主之(自制方)。

方药

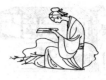

赤苓9克,赤芍6克,黄芩6克,甘草梢4.5克,琥珀(刮末冲)1.5克,灯芯草30茎。

服法

水煎服。

(1)如肝经郁热甚,呈现头昏耳鸣,咽燥口苦、烦躁等现象,宜清肝泻热,清热通淋汤主之(自制方)。

方药

黄连6克,黄柏9克,龙胆草6克,焦山栀9克,甘草梢6克,车前草9克。

服法

水煎服。

(2)如心经郁热,妊娠期中,面赤心烦,口干舌燥,渴欲冷饮,睡眠不静,小便频数,溲前尿道作痛;舌红苔黄,脉数有力。宜泻热清心,连翘清心饮主之(自制方)。

方药

连翘心6克,莲子心3克,竹叶心9克,灯芯草(每根约30厘米)30根,焦栀子9克,黄连3克,金银花9克。

加减法

如尿后带有少许血液者,加赤芍6克,茅根9克。

服法

水煎服。

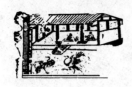

卓雨农中医妇科治疗秘诀

3.气虚型

症状

妊娠数月,小便频数而痛,尿量不减,色白,有时呈淡黄色,欲解不能;腰部作胀;舌淡苔正常,脉缓无力。

治法

宜补气升提,益气止淋汤主之(自制方)。

方药

泡参9克,杜仲9克,续断9克,制益智6克,茯苓6克,甘草梢4.5克,炒车前仁4.5克,升麻2.4克。

服法

水煎服。

第五节　胎动不安、堕胎、小产

【概述】

妊娠胎动,如有下坠之状,腰酸腹痛,或兼漏红,称为胎动不安。《医宗金鉴·妇科心法要诀》说:"五、七月已成形象者,名为小产;三月未成形象者,谓之堕胎……若怀胎三、五、七月,无故而胎自堕,至下次受孕,亦复如是,数堕胎,则谓之滑胎。"这对堕胎、小产、滑胎,作了清楚的说明。

胎动不安,虽然与堕胎、小产发生的症状和时间不

下篇·各论

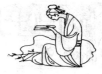

同,但发病的原因是相同的。而胎动不安,又为堕胎或小产的先兆。因此,在临证时,应及早注意胎动不安的病象。

发生胎动不安、堕胎、小产的原因,古人有多种说法。《格致余论》说:"阳施阴化,胎孕乃成,血气虚损,不足营养,其胎自堕。或劳怒伤情,内火便动,亦能堕胎。"《医宗金鉴》说:"若冲任二经虚损,则胎不成实。"《女科经纶》引戴景元说:"妇人觉有妊,男即不宜与接,若不忌,主半产。"又引王海藏说:"……劳力跌仆闪挫,伤动其胎而堕。"归纳各家的论述,堕胎、小产的原因,有气血虚弱、冲任虚损、肝气抑郁、房室不节,以及跌仆损伤等;至于滑胎,则又以先天不足、肾气衰弱,或脾弱中虚,或肝郁素盛,或房室失度为重要原因;也有因母病影响胎气,因胎动以致母病的,临床上必须细心观察。

治疗胎动不安、堕胎和小产,必须依据发病原因,辨明寒热虚实,才能确定治疗方法。古人虽有逐月安胎之法,如果不辨病情,按月投药,就不一定恰当。《景岳全书·妇人规》说:"凡妊娠胎气不安者,证本非一,治亦不同。盖胎气不安,必有所因,或虚或实或寒或热,皆能为胎气之病,去其所病,便是安胎之法。故安胎之方,不可执一,亦不可泥其月数,但当随证随经,因其病而药之,乃

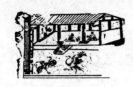

为至善。若谓白术黄芩,乃安胎之圣药,执而用之,鲜不误矣。"很明白地指出胎气不安,当分寒热虚实,随证随经,采用相应的方法治疗,不能执方治病,贻误病人。这种见解,非常正确。至于具体处理病情,不仅要注意到寒热虚实,采用温清补泻的方药,同时还要注意补养肝肾,使胎元稳固(一面治病,一面安胎)。如果下血较多,小腹坠胀特甚,或胎死腹中,已不能再安者,应当采用中西医结合方法迅速促其流产,以免发生意外。如已经堕胎或小产,则按产后处理。

【辨证论治】

发生胎动不安或堕胎、小产的原因,归纳起来,不外寒、热、虚、实四种。《景岳全书·妇人规》说:"胎气有寒而不安者,其证吞酸吐酸,或呕恶胀满,或喜热畏凉,或下寒泄泻,或脉多沉细。……有热而不安者,其证必多烦热,或渴或躁,或漏血溺赤,或六脉滑数。有虚而不安者,最费调停,然有先天虚者,有后天虚者,胎元攸系,尽在于此。先天虚者,由于禀赋,当随其阴阳之偏,渐加培补,万毋欲速,以期保全。后天虚者,由于人事,凡色欲劳倦,饮食七情之类,皆能伤及胎气,治此者当察其所致之由,因病而调,仍加戒慎可也……胎气有实滞气滞,凡为恶阻,为胀满而不安者,惟其素本不虚,而或多郁滞者乃有

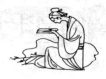

之。"指出胎动不安,有寒热虚实等原因,而虚证最费调停,并且强调胎元攸系,尽在于此。这是临床上必须注意的。兹就气虚、血虚、脾虚、肾虚、气郁等证型的症状和治疗,分别论述于下。

【证型】

1. 气虚型

症状

平素体质不强,妊娠腰酸腹胀,或有下坠感,或痛或不痛;面色㿠白,精神疲乏,言语无力,怕冷;胎动不安,阴道有少许出血,小便频数;舌淡红,苔薄白,脉滑少力。

治法

补气安胎,加减补中益气汤主之(自制方)。

方药

黄芪 15 克,党参 15 克,白术 9 克,陈皮 6 克,升麻 3 克,柴胡 3 克,阿胶 6 克(烊化冲服),焦艾 6 克,甘草 3 克。

加减法

大便溏薄,胃纳不佳者,加砂仁 6 克,扁豆 12 克。

服法

水煎服。

如起居不慎,引起胎动的,多因平素气虚,妊娠三月

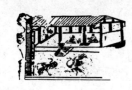

左右,腰腹胀痛,或有阴道出血,脉滑数。宜补气固肾安胎,补气安胎饮主之(自制方)。

方药

党参12克,白术6克,茯神9克,杜仲9克,续断9克,桑寄生15克,蕲艾9克,阿胶6克,乌贼骨15克。

服法

水煎,温服。

2.血虚型

症状

妊娠腰酸腹胀,或有疼痛,自觉胎动不安,或阴道流血;面色萎黄,头晕心悸;舌质淡红,苔薄或无苔,脉细滑。

治法

补血安胎,胶艾安胎饮主之(自制方)。

方药

秦当归6克,阿胶9克,蕲艾叶9克,干地黄9克,杭芍3克,桑寄生15克,甘草3克。

服法

水煎,温服。

如阴虚血燥,妊娠三四月,有时头晕目眩,心悸烦躁,腰酸腹胀,大便干燥,皮肤不润;舌质红,苔光滑或黄燥,脉细数而滑。宜养血润燥,阿胶养血汤主之(自制方)。

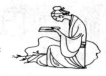

方药

阿胶珠 6 克,泡参 9 克,干地黄 9 克,麦冬 6 克,女贞子 6 克,旱莲草(炒)6 克,桑寄生 15 克。

服法

水煎,温服。

3. 脾虚型

症状

妊娠腹痛,胎动不安,或阴道有淡红色血液流出;胸闷食少,大便溏泄;舌质淡,苔白而润,脉沉滑而弱。

治法

补脾安胎,安胎寄生汤主之(《妇人大全良方》)。

方药

桑寄生 15 克,白术 15 克,茯苓 3 克,甘草 3 克。

服法

水煎,温服。

如脾虚气弱,妊娠四五月,腰酸腹痛,有时下血;气短神疲,面色浮黄,大便溏泄;舌淡苔白滑,脉沉滑无力。宜补气健脾,加味异功散主之(自制方)。

方药

党参 15 克,白术 12 克,茯苓 6 克,甘草 3 克,广陈皮 6 克,蕲艾 9 克,乌贼骨 24 克,续断 9 克。

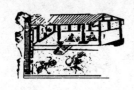

服法

水煎,温服。

4. 肾虚型

症状

妊娠胎动不安,时或阴道出血;腹胀腰酸特甚,两腿软弱,头眩耳鸣,小便频数或失禁;尺脉微弱而滑,或反虚大,舌淡苔薄。

治法

固肾安胎,补肾安胎饮主之(自制方)。

方药

党参 12 克,白术 6 克,杜仲 12 克,续断 12 克,狗脊 6克,制益智 6 克,阿胶珠 6 克,蕲艾 9 克,菟丝子 9 克,补骨脂 6 克。

服法

水煎,温服。

5. 气郁型

症状

除胎动不安,或腹痛下血外;多兼精神抑郁,心烦易怒,胁肋胀痛,时有潮热,嗳气食少,或呕苦吐酸;脉弦而滑,苔薄黄。

治法

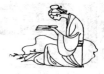

平肝解郁以安胎,加减逍遥散主之(自制方)。

方药

柴胡 4.5 克,白芍 9 克,茯苓 9 克,白术 6 克,甘草 3 克,山栀仁 9 克,蕲艾 9 克。

加减法

心烦甚者,加黄芩 6 克;出血多者,加乌贼骨 24 克,生地炭 9 克。

服法

水煎,温服。

以上为一般胎动不安的常见类型,至于兼寒兼热或跌仆损伤,当针对病情,辨证施治。发生胎动不安,势将堕胎或小产的情况,有时很不容易区别。一般以阴道流血量增多而难止,或下腹部疼痛坠胀程度加剧,即有堕胎或小产的可能。在临床上应细心观察,正确判断,以达到安胎保胎的目的。假如胎儿已经死亡,则应尽快促使流产,根据病情需要采取清宫手术,以免影响母体健康或发生危险。

第六节　激经、胎漏

【概述】

妇女在妊娠前半期,月经仍按时而来,唯量少于平

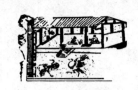

时,名曰激经。如孕妇体质较弱,腰常酸痛,阴道时常流血,或点滴不止,称为胎漏,亦名漏胎。胎漏和激经不同,激经是异常的生理现象,不必用药治疗,到妊娠四五月后,胎儿长大,经水自然停止;胎漏则属于病理范围,如久漏不止,就将引起流产。

胎漏产生的原因,有血热、气虚、血虚以及房室失节等。《女科经纶》引朱丹溪说:"胎漏多因于血热,然有气虚血少者。"指出血热和血虚而引起的胎漏。《校注妇人良方》说:"妊娠下血,服凉血之药,下血益甚,食少体倦,此气虚不能摄血也。"是指胎漏由于气虚。《女科经纶》引产孕集说:"……然亦有胎本不固,因房室不节,先漏而后胎堕者,须作漏胎治,又不可不审也。"说明房室不节,亦可导致胎漏。上述种种,均能影响冲任,而引起胎漏下血。盖冲任两脉为经血之海,皆起于胞中,手太阳小肠经,手少阴心经二经互为表里,给养其胎。若冲任气虚,不能制约其经血,则经水漏下。表现在临床上,又各有不同的见症,必须详审,辨证施治。

【辨证论治】

胎漏以下血为主要症状,在证型上有寒热虚实的不同。实证多见面红唇赤,气盛灼热,舌质红,脉数;虚证多见形寒畏冷,神疲无力,面色萎黄,心悸,下血量少,色淡,

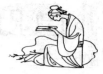

舌质淡苔白,脉虚细。

治疗本病以止血为主,佐以安胎,结合病情的寒热虚实,分别处理。一般血热的,宜清热止血;气虚的,宜益气止血固胎;血虚的,宜养血安胎;房室不慎,损伤冲任的,容易引起堕胎,急予滋养肝肾,佐以止血,尚可挽救;若已胎动欲堕,当以安胎为主。总之,胎漏下血,可能发展成堕胎小产,因此,治疗本病,在初期就应注意。

【证型】

1.血热型

症状

妊娠胎漏下血,或有腹痛;面红唇赤,心悸烦热,夜寐不安;或发热不恶寒,掌心灼热,口干咽燥,小便短黄,大便秘结;舌质红,苔黄少津,脉数而滑。

治法

清热养血,止漏安胎,加减阿胶汤主之(自制方)。

方药

炒栀子6克,黄芩9克,侧柏叶9克,阿胶6克,生地9克,白芍4.5克。

加减法

烦躁发热,漏血过多者,加旱莲草9克,黄连3克。

服法

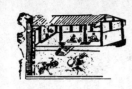

水煎,温服。

兼肝郁者,妊娠经血时下;口苦咽干胁胀,心烦不寐,手足心发热;舌红苔微黄,脉弦数而滑,宜平肝清热,舒郁清肝饮主之(自制方)。

方药

生地9克,柴胡4.5克,白芍9克,茯苓6克,白术6克,山栀仁6克,黄芩4.5克。

服法

水煎,温服。

2. 气虚型

症状

体质素弱,孕后胎漏下血,颜色不鲜;腰胀腹不痛,面色㿠白,精神倦怠怕冷,心累气短,食欲下降,小便频数;舌淡红,苔薄白,脉虚滑或缓滑。

治法

补气益肾,止血安胎,扶气止血汤主之(自制方)。

方药

党参12克,白术6克,熟地9克,续断9克,焦艾9克,桑寄生15克,黄芪15克。

服法

水煎,温服。

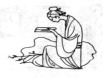

兼血虚者,同上证,唯下血量少,宜补气养血,补气安胎饮主之(自制方)。

方药

党参 12 克,白术 6 克,茯神 9 克,杜仲 9 克,续断 9 克,桑寄生 15 克,蕲艾 9 克,阿胶 6 克,乌贼骨 15 克。

服法

水煎,温服。

3. 血虚型

症状

妊娠胎漏下血,量少色淡;面色萎黄,头目眩晕,心悸少寐,手心烦热,大便干燥;舌淡红,苔薄黄或无苔,脉细数而滑。

治法

补血养阴安胎,加味二黄汤主之(自制方)。

方药

生地 9 克,熟地 9 克,旱莲草 9 克,女贞子 9 克,白术 6 克。

服法

水煎,温服。

兼肾虚者,同上症,但有腰酸痛、腹胀。宜养血滋肾,阿胶养血汤主之(自制方)。

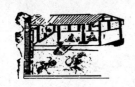

方药

阿胶珠 6 克,泡参 9 克,干地黄 9 克,麦冬 6 克,女贞子 6 克,旱莲草(炒)6 克,桑寄生 15 克。

服法

水煎,温服。

4.劳损型

妊娠期间房室不节,或劳倦过度,损伤冲任,因而胎漏下血。多见腰酸、神疲无力。详问病史,即可明确病因,再结合脉象,参照症状,确定诊断,拟出治法。

症状

体质较弱,胎气不固,复因房室不慎,或劳倦过度,遂致胎漏下血;腰酸腿软,神疲乏力;舌淡苔正常,尺脉沉滑无力。

治法

补肾固冲,止血安胎,加减补肾安胎饮主之(自制方)。

方药

党参 15 克,白术 6 克,茯神 9 克,杜仲 9 克,续断 12 克,菟丝子 12 克,阿胶 6 克(蒸化兑服),蕲艾 9 克,乌贼骨 15 克,桑寄生 15 克。

服法

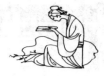

水煎,温服。

第七节　转胞(妊娠小便癃闭)

【概述】

妊娠七八月,小便不通,饮食如常,甚则小腹胀急,心烦难寐,这种症状,称为转胞。《金匮要略》说:"妇人病,饮食如故,烦热不得卧,而反倚息者何也? 此名转胞,不得溺也。"又说:"妊娠小便难,饮食如故,当归贝母苦参丸主之。"产生本病的原因,根据《金匮要略》的记载:"以胞系了戾,故致此病。"而引起胞系了戾,有虚弱和湿热两种因素。《女科经纶》引朱丹溪曰:"妊娠七、八月,小便不通,百医不能利,转急胀,诊之脉细弱,此气血虚弱,不能上载其胎,故胎重坠下,压住膀胱下口,因此溺不得出。"指出转胞多属于虚弱。《校注妇人良方》说:"夫妊娠小便不通,为小肠有热,传于脬而不通耳。"指出转胞由于湿热。此外,历代医家还有"脾肺气虚,不能下输膀胱","气热郁结,膀胱津液不利","脾土湿热盛而不利","饱食用力,或合阴阳"等说法。但是,虚弱和湿热两种类型是临床上常见的证型,诊断时必须注意。

【辨证论治】

转胞的病因,分为虚弱和湿热两种。但虚弱之中,有

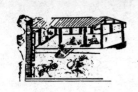

肾虚和气血虚弱的不同；湿热亦有热盛、湿盛的分别。虚弱证多面色苍白、气短神疲、头晕畏冷、便溏脉弱；湿热证多小腹胀痛，心烦内热，苔黄，脉滑数。各证中又有偏寒偏热，夹郁夹瘀等情况，临床时当察其所因，分别施治。属于气血虚弱的，宜补气益血；属于肾虚的，宜温化肾阳；属于湿热的，宜清热利湿。如有兼症，应随症用药，切忌浪投通利，既无益于病，反损伤正气。其治法可与子淋病相互参考。

【证型】

1. 气血虚弱型

症状

妊娠七八月，小便不通；脐腹作胀，甚则喘逆，坐卧不宁，神疲懒言，头目眩晕；舌淡苔薄，脉滑无力。

治法

益气养血，温脬利尿，阿胶五苓散主之（自制方）。

方药

白术6克，茯苓9克，猪苓6克，泽泻6克，肉桂1.5克，阿胶6克。

加减法

气短肛门坠胀者，加党参12克，桔梗6克；水湿停滞者，去阿胶，加茵陈12克，大腹皮6克。

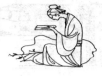

服法

水煎,温服。

偏气虚者,妊娠小便不通;气虚下陷,脐腹胀痛,面色苍白带青,心悸气短,神倦食少;舌淡苔白,脉沉滑无力。宜补气为主,佐以升提,益气导溺汤主之(自制方)。

方药

党参 15 克,白术 6 克,扁豆 9 克,茯苓 9 克,桂枝 3 克,炙升麻 3 克,甜桔梗 4.5 克,通草 6 克,台乌 4.5 克。

服法

水煎,温服。

2. 肾虚型

症状

妊娠小便短数,继则不通;小腹胀满而痛,不得卧,四肢面目浮肿,身体疲乏,头眩怕冷,腰腿酸软,面色白;舌质淡,苔薄白,脉沉滑。

治法

温补肾阳,行水利湿,减味肾气丸主之(自制方)。

方药

砂仁拌熟地 6 克(做丸量 240 克,下同),山萸肉 6 克(120 克),泽泻 9 克(90 克),茯苓 9 克(90 克),淮山药 9 克(120 克),肉桂 1.5 克(30 克),附子(先煎 1 小时)9

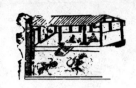

克(30克)。

服法

水煎,温服(做丸,以上药研细末,炼蜜和丸如梧桐子大,酒下5丸,可加至25丸,日再服)。

3.湿热型

症状

妊娠数月,小便短黄,继则闭塞不通;小腹胀痛,坐卧不宁,胸闷,面色微黄,头重眩晕,大便干燥,或溏泄不爽;舌质红,苔白黄而腻,脉滑数。

治法

清热利湿,分清饮主之(自制方)。

方药

茯苓6克,泽泻6克,木通6克,猪苓6克,栀子6克,枳壳3克,茵陈9克。

服法

水煎服。

偏湿盛者,妊娠小便不通,胸中痞闷,头重而痛;苔白腻,脉濡,两尺微滑。宜燥湿行水,加味五苓散主之(自制方)。

方药

赤茯苓6克,猪苓6克,泽泻6克,茅苍术4.5克,桂

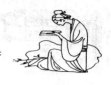

枝(黄连水炒)3 克,青木香 4.5 克,滑石 9 克,甘草 3 克,车前仁 6 克。

服法

水煎,温服。

第八节　妊娠腹痛(胞阻)

【概述】

妊娠腹痛,有痛在心腹之间,或痛在小腹部位,都称妊娠腹痛,又称胞阻。《金匮要略·妇人妊娠病脉证并治篇》说:"妇人怀妊六、七月,脉弦发热,其胎愈胀,腹痛恶寒,少腹如扇,所以然者,子脏开故也。当以附子汤温其脏。"又说:"假令妊娠腹中痛,当归芍药散主之。"这对妊娠腹痛,作了清楚的鉴别和处理,给后世树立了法则。

引起妊娠腹痛的原因,历代医家在《金匮要略》的理论基础上,作了进一步的研究,指出有食滞、脏寒、胎气不安和气郁等区别。如《医宗金鉴》说:"孕妇腹痛,其痛或上在心腹之间者,多属食滞作痛;或下在腰腹之间者,多属胎气不安作痛。"《妇人大全良方》说:"妊娠小腹痛,由胞络虚,风寒相搏,痛甚,亦令胎动也。"《女科经纶》引《大全》说:"妊娠四、五月后,每常胸腹间气刺满痛,或肠鸣,以致呕逆减食,此由忿怒忧思过度,饮食失节所致。"

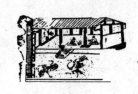

卓雨农中医妇科治疗秘诀

下篇·各论

此外,气虚、血虚亦可引起妊娠腹痛,但临床比较少见,本篇不详细叙述。

【辨证论治】

妊娠腹痛,既有上述各种原因,在症状上就有不同的表现,临床必须详细审察,才能施治无误。由于食滞的,必见腹痛嗳气、食欲下降、大便失常;由于风寒引起的,则有发热恶寒、头痛身疼等外感表证;由于胎气不安的,多有腰腹胀痛、精神不安、胎动等症;气郁的,则两胁胀痛、呕苦吐酸。因此,治疗方法也因症而异。食滞的应消食导滞;风寒的应祛风散寒;胎气不安的,宜调气安胎;气滞的应理气舒郁。如夹虚夹痰,又须随证加减。

【证型】

1.食滞型

症状

妊娠期内,饮食停滞,胃脘疼痛,延及腹部;口淡不思食,有时欲呕,嗳气;脉弦滑,苔厚腻。

治法

调理脾胃,消食止痛,加减平胃散主之(自制方)。

方药

扁豆壳15克,白术6克,苍术4.5克,广陈皮3克,茯苓12克,煨木香6克,建神曲6克,甘草3克。

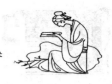

加减法

如腹痛下痢作呕者,加南藿香6克,厚朴6克,泽泻6克;下利中夹赤色黏液者,去苍术、扁豆壳,加黄连3克,黄芩6克,炒金银花9克,桔梗6克;如夹黄色黏液者,去白术,加黄芩6克,桔梗6克;如夹白色黏液者,加广陈皮6克,建菖蒲1.5克;胎动不安者,加炒艾叶9克。

服法

水煎服。

2. 风寒型

症状

妊娠少腹冷痛,恶寒发热无汗,头痛身疼,口淡食少;舌正常,苔薄白,脉浮滑或浮紧。

治法

疏解表邪,散寒止痛,加味葱豉汤主之(自制方)。

方药

炒荆芥6克,香豉6克,艾叶9克,桑枝15克,广陈皮6克,葱白1根。

服法

水煎,温服。

如兼血虚,面色淡黄,少腹时痛,间有恶寒头痛;苔白,脉浮滑乏力。宜养血为主,佐以散寒,和营汤主之

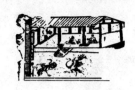

（自制方）。

方药

当归身 6 克，白芍 9 克，桂枝 3 克，艾叶 9 克，甘草 3 克。

服法

水煎，温服。

3. 气滞型

症状

妊娠数月，胸腹两胁胀痛；性情暴躁易怒，嗳气，肠鸣，呕苦吐酸，不欲饮食；舌正常，苔白或黄腻，脉弦而滑。

治法

调气舒郁行滞，柴苓七物汤主之（自制方）。

方药

柴胡 3 克，黄芩 4.5 克，法半夏 4.5 克，厚朴 4.5 克，茯苓 6 克，紫苏 3 克，香附 4.5 克。

加减法

如胃脘胀痛，呕吐吞酸甚者，加左金丸 3 克（即黄连、吴茱萸）。

服法

水煎，食前服。

肝郁气滞兼有湿热者，头目昏眩，耳聋或耳鸣，口苦

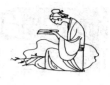

咽干,心烦易怒,胁疼,少腹作痛有热感;小便短黄,阴道流浊液,并感疼痛。宜清肝泻热渗湿,加减龙胆泻肝汤主之(自制方)。

方药

龙胆草6克,黄芩4.5克,栀仁4.5克,泽泻3克,木通6克,车前仁4.5克,当归3克。

服法

水煎,食前服。

4.虚寒型

症状

妊娠期腰腹酸痛,喜热按;面色㿠白,头昏眩或时作痛;精神疲倦,形寒肢冷,食少,体力衰弱,小便清长,大便溏;舌淡苔薄白,脉沉迟。

治法

温寒暖脏,益气固胎,艾附四神丸主之(自制方)。

方药

补骨脂6克,五味子4.5克,肉豆蔻(煨,去油)3克,吴茱萸2.1克,炒陈艾6克,制附片6克。

加减法

胸脘不舒者,去五味子,加广陈皮6克。

服法

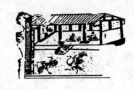
水煎,食后服。

(1)兼下利者,妊娠腹痛,下利;气短懒言,口淡无味;少腹如扇(冷感),小便正常;舌淡苔白,脉沉迟。宜扶阳健脾,附子汤主之(《伤寒论》)。

方药

附子6克(先煎半小时),茯苓9克,党参9克,白术6克,芍药6克。

服法

水煎,温服。

(2)偏肾虚者,妊娠数月,腰酸作胀,少腹疼痛,有下坠感,小便多,白带较多,舌正常苔白,脉沉缓。宜温肾安胎,温肾调气汤主之(自制方)。

方药

杜仲12克,续断9克,桑寄生15克,台乌药6克,补骨脂6克,菟丝子9克,焦艾9克,炒狗脊6克。

服法

水煎,温服。

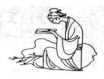

第四章　临　产

妇女生育,是一种自然生理现象。健康的孕妇,足月生产,犹如瓜熟蒂落,自然会顺利地分娩。所以,古人说:"血和气顺,则生产顺利,母子平安。"如果产前不注意摄生,临产时忽略适当的护理,万一难产,救治又不得当,就会影响产妇和胎儿的生命。因此,古代医家对临产是非常重视的。唐代孙思邈提出临产的护理问题,他说,孕妇产时切忌多人瞻视,避免引起产妇焦虑,发生难产。此后,历代医家更有发挥,凡是有关妇科和胎产的书籍,都有专章讨论,如杨子建著《十产论》,专篇论述处理正产与难产的方法。他认为医者必须知常达变,才能达到正确的诊断和治疗,如说:"凡生产,先知此十症(正产、伤产、催产、冻产、热产、横产、倒产、偏产、碍产、坐产。除正产外,又举出盘肠产,实际共十一产)。庶免子母之命,

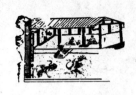

折于无辜也。"由此可以看出,祖国医学在临产调护和产程观察方面很早就有正确的观点和论述,只是限于历史条件面未得到发展。现将有关临产的问题分述于下:

一、临产诊断

妇人怀孕。月数已足,胎位已向下移,时感腰腹胀痛,小腹重坠,这便是临产的象征。但是,这个时期,往往容易与试产相混,必须注意鉴别。一般在妊娠八九个月时,腹中胀痛时作时止,并无腰胀及小腹重坠现象,痛定后仍然如常人,这是试产,又叫试胎、弄胎。如胎已足月,腰腹胀痛,小腹胀坠,越来越紧,肛门坠胀,产户窘迫,有大小便俱急的感觉,这是正产。孕妇临产,脉有离经现象。王叔和的《脉经》说:"妇人怀妊离经,其脉浮,设腹痛引腰脊,为今欲生也。"《脉诀》说:"欲产之妇脉离经,沉细而滑也同名。"李梴的《医学入门》说:"临产六至,脉号离经。"这些都说明产妇临产时会出现特殊的脉象。古人这些临床经验,是我们诊断和鉴别临产的参考依据之一。

二、临产调护

古人非常注意临产护理,主张产房要寒暖适宜,夏月

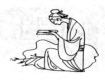

必须清凉,室中须备井水,以防昏晕;冬月必须温暖,宜置火炉,勿令寒冷。房内不要人多和高声喧哗,免使产妇心慌意乱,气怯神疲,引起难产。如阎纯玺的《胎产心法》说:"新妇初产,神气怯弱,未曾经惯,切不可言产变之事,恐怀忧惧,心悬气馁,原本易生,反成难产矣。"

产妇临产时的精神准备也很重要。《达生篇》对此归纳为六个字:一曰睡,二曰忍痛,三曰慢临盆。就是说在分娩时,产妇要镇静,多养神调气,不要虚耗精力,到真正临盆的时候,才不致精疲力乏。否则,当胎儿欲出,产妇无力可用,导致难产。总之,产妇思想上应该明确生产是一种自然现象,一定要消除恐惧心理,安静仰卧,养息精神,到了一定的时候,胎儿自会娩出。所以,《达生篇》说:"初觉腹痛,须要自家拿稳主意,要晓得此是人生必然之理,极容易之事,不必惊慌,但看痛一阵,不尔又痛,一连五、七阵,渐痛渐紧,此是要产……若渐痛渐缓,则是试痛。只管安眠稳睡,不可胡乱临盆。"又说:"此时,第一要忍痛为主,不问是试产是正产,但忍住痛,照常眠食,痛得极熟,自然易生……轻易不可临盆坐草,揉腰擦肚……又要养神惜力,如能上床安睡最妙。"这些记载,说明祖国医学对孕妇的临产护理,积累了丰富的经验,是值得我们汲取的。临产护理,关系着孕妇和胎儿的生命

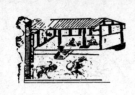

安全,必须给予足够的重视。在临产时,孕妇及其亲属,切忌惊慌和忙乱,以免影响产妇的安宁情绪,同时要注意饮食和睡眠,不要临盆过早,以免造成难产。如果一旦发现横产、逆产或胎死腹中等难产情况,仍须安慰产妇,不必惊慌,并根据不同症状服药和施行手术,现代提倡采用新法接生,帮助产妇顺利娩出胎儿,应切实执行。

第一节 难　产

【概述】

难产是孕妇分娩困难的总称。一般以怀孕足月,胎位下移,腰腹阵阵作胀,小腹重坠,胞水与血俱下,而胎儿久不娩出,或胎儿已临产门,手足先下的,称为难产。引起难产的原因很多,张曜孙在《产孕集》中说:"横产者,儿横腹中,手臂先出。""逆产者,儿未转身,两足先出。""偏产者,儿首偏著一旁,虽近产门,只露额角,终不得下。""产时交骨不开,最为恶候。"其中对逆产乃胎儿未转身的说法,缺乏科学根据,正常胎位头部本向下,不存在转身问题。这是由于受了当时条件的限制,不可能了解胎儿在母腹的情况。但是,对难产能如此详细鉴别,也是很不容易的。阎纯玺在《胎产心法》中说:"难产有五因:一因久坐久卧,气不运行,血不流顺;二因产母平时恣

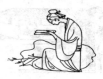

食厚味，不知节减，多致胎肥衣厚而难产；三因房室不节，欲火动中，气血消耗；四因心怀忧惧，护痛辗转，以致精神困乏；五因素常虚弱，正气不足。"《医宗金鉴》也说："难产之由，非只一端，或胎前喜安逸，不耐劳碌；或过贪睡眠，皆令气滞难产；或临产惊恐气怯；或用力太早，则产母困乏难产；或胞伤血出，血壅产路；或胞浆破早，浆血干枯，皆足以致难产。"以上各家的论述，归纳起来，不外气滞、气虚、血滞、血虚和交骨不开等原因。这些论断都较正确，与现代医学对难产的认识，基本上是一致的，证明祖国医学在当时的观察和描述是具有时代先进性的。其中交骨不开一项，是由于骨盆狭窄，不是服药能够治疗的，必须及时施行手术，剖宫取胎。目前，新法接生可以处理，本节暂不讨论。

【辨证论治】

难产的治疗，一般以调气和血为主。阎纯玺的《胎产心法》说："夫产育一门，全仗气血用事。""治者滋其荣，益其气，使子母精神接续，运行得力；温其经，开其瘀，使道路通畅，子易转舒……切勿用力太早。虚费精神，猛剂催生，反伤血气。"这是切合实际的见解，也是我们必须掌握的治疗原则。至于具体的方法，应当根据病情决定，属于气虚的宜补气，兼见血虚的应同时补血；属于血

169

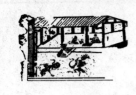

滞的宜活血行瘀,兼见气滞的应同时理气。如因产妇生理异常,或胎位不正,则应及时采用手术治疗。前人也有预防难产的常用方剂,如达生散、保产无忧散、束胎丸、枳壳瘦胎丸等。孕妇产前,可在医师的指导下,斟酌情况,辨证选用。

【附方】

1. 达生散(《大生要旨》)

大腹皮9克,人参3克,陈皮3克,紫苏3克,当归3克,白芍3克(酒炒),白术3克(炒),甘草1.5克(炙),青葱叶1根,黄杨树头7枝,春加川芎,夏加黄芩,秋冬加砂仁、枳壳,水煎服。

2. 保产无忧散(明太医院传方)

生黄芪4.5克,川芎2.4克,白芍2.4克(酒洗),甘草1.5克,羌活1.5克,厚朴1.5克(姜汁炒),枳壳1.5克,艾叶1.5克,荆芥1.8克,菟丝子4.5克,川贝母3克,大腹皮1.5克,老姜2片。

水煎服。

3. 束胎丸(《沈氏尊生书》)

白术、枳壳各等份。

水浸烧蒸,丸如梧桐子大,每服9~12克,热汤送下。

4. 枳壳瘦胎散(《沈氏尊生书》)

枳壳30克,甘草30克,香附45克。

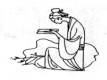

研末,每服3克,热汤调下。

【证型】

1.气虚型

症状

孕妇平素气虚,心悸气短,精神疲倦;产时阵缩微弱;或产程过长,用力过早,气虚无力,久产不下;脉浮大而虚。

治法

补气为主,独参汤主之(《景岳全书》)。

方药

潞党参60克(如用人参或西洋参、高丽参效尤佳,用量减少至15克)。

服法

水煎两次,共取浓汁,在正产阵缩微弱时服。

亦可用催生如意散(《胎产心法》)。

方药

人参3克(可用党参15克或高丽参9克),乳香3克,辰砂1.5克。

服法

共研为末,临产时用鸡蛋清一个调药,再用生姜汁调匀,在腰部胀痛时,用少量温开水冲服。

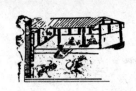

如兼血虚,面色萎黄,身体瘦弱,精神倦怠;或产时下血过多,浆血干枯,胎久不下;脉沉细。宜补气益血,蔡松汀难产方主之。

方药

黄芪(蜜炙)30 克,当归 12 克,白茯神 9 克,党参 12 克,净龟板(醋炙)12 克,川芎 3 克,酒白芍 3 克,枸杞子 12 克。

服法

水煎,只取头煎,顿服。

2.血滞型

症状

胎久不下,腰腹胀痛剧烈;舌红略黯,脉沉实。

治法

活血行滞,加味催生芎归汤主之(《胎产心法》)。

方药

当归 6 克,川芎 9 克,益母草 30 克。

服法

水酒各半煎,温服;不能饮酒者,可酌量少加。

(1)兼寒者,面色青紫,舌质淡红,脉沉紧,宜温血行滞,脱花煎主之(《景岳全书》)。

方药

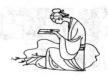

当归24克,肉桂6克,川芎6克,牛膝6克,车前子4.5克,红花3克。

服法

水煎,温服。如能饮酒者,在服药后,饮酒一杯更好。

(2)兼气郁者,久产不下,精神抑郁;胸闷脘胀,时时嗳气,腹胀阵痛;苔薄白微腻,脉沉弦,宜活血行滞,调气舒郁,催生饮主之(《济阴纲目》)。

方药

当归、川芎、大腹皮、枳壳、白芷各等份。

服法

制为末,每用15克,水煎,温服。

第二节 死胎不下

【概述】

胎儿因各种原因,死于孕妇腹中,本应自然娩出,如果久不娩出,即称为死胎不下。

死胎不下,可能发生在妊娠期,也可能发生在临产时。如在妊娠期中,则胎动停止,腹部不继续增大,反微有缩小,有时阴道流血,口出恶臭;如在临产时,除胎动停止外,并有腹满急痛,喘闷和久产不下等临床表现。

产生死胎的原因很多,《诸病源候论》说:"或因惊动

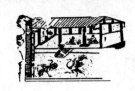

卓雨农 中医妇科治疗秘诀

倒仆,或染温疫伤寒,邪毒入于胞脏,致令胎死。"《妇人大全良方》说:"产难,子死腹中,多因惊动太早,其血先下,胎干涸而然也。"这些论述,与现代医学对胎死腹中的分析,基本上是相似的。

胎死不下,多因孕妇气滞或血瘀所致。如果血和气顺,死胎也能自然娩出。若因气滞或血瘀,则死胎受阻而不得下,倘久不娩出,可能引起孕妇的严重疾病,甚至有生命危险。治疗胎死不下,以下胎为主,但应审慎用药,不宜峻厉攻伐,以免损伤孕妇的正气,导致不良后果。由于气滞而引起死胎不下,宜顺气行滞;由于血瘀而致死胎不下,宜行血下胎。如孕妇本身气血已虚,则应固其本元,宜于补气养血方中,佐以导引之药。

【辨证论治】

胎死腹中,自然应该用下胎的方法使之分娩,以免影响孕妇的安全。但是,在使用下剂之前,必须对胎儿的生死,作出明确可靠的诊断,才不致发生错误。刘完素的《伤寒三六书》说:"……儿死腹中,脉弦数而涩……腹满急痛喘闷,胎已不动者是也。"《叶天士女科》说:"……舌赤胎生,舌青胎死,欲知胎之生死,全以舌为证验,然必见舌青黑,口出秽气而吐沫呕恶,腹中阴冷如冰,重坠如石者,方可议下。"《产论翼》说:"凡阴中出黄汁如赤豆汁者

下篇·各论

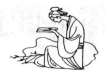
为死胎。""凡患疫,儿死腹中者,必阴户下血。""凡临产下水不止,探之儿头不润者死胎。"综上各家论述,可见古人诊断胎儿的生死,重视孕妇的舌色,指出青者死,赤者生,同时还依据其他症状,如口臭、呕恶、胎动停止、腹中冷、阴道流水或下如赤豆汁,以及脉弦数而涩等,来决定胎儿的生死,都是比较符合实际的。根据临床经验,一般胎死腹中,以口臭、呕恶、胎动停止、阴道下水或下如赤豆汁和脉涩等较为常见;舌青和腹冷的较少。因此,我们诊断死胎,应以症状和脉象为依据,不宜以舌青黑为重点,否则很难得到正确的诊断。至于古人在产前对孕妇和胎儿生死预后,也有些论述,如说:"面赤母生,面青母死;舌赤胎生,舌青胎死;或舌黑者,或面舌二者俱见青色,口角两旁流涎者,母子俱死;面舌俱赤者,母子皆生。"这些论断可供参考,现代应借助西医学辅助检查以明确诊断,下死胎之法亦应首选手术或药物引产方法,以保安全。

兹将胎死腹中常见证型和治法,分述于下:

【证型】

1. 气滞型

症状

妊娠面色苍黯,口腻而苦,且出秽气;胸闷脘胀,嗳气,腹满而痛,胎动停止,或下黏腻黄水;舌质正常或微紫,苔黄腻,脉沉弦而涩。

治法

行气下胎,加味平胃散主之(《女科准绳》)。

方药

苍术9克,厚朴(姜汁炒)9克,陈皮9克,甘草3.6克,芒硝6克。

服法

前4味水煎,后加芒硝,顿服,亦可加酒同煎。

2.血瘀型

症状

妊娠胎动停止,或临产时胎死腹中;腰腹酸痛,阴道流紫黑血,口出臭气;脉沉而涩。

治法

祛瘀下胎,脱花煎主之(《景岳全书》)。

方药

当归24克,肉桂6克,川芎6克,牛膝6克,车前子4.5克,红花3克。

服法

水煎后温服。如能饮酒者,在服药后,饮酒一小杯更好。

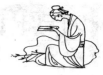

第五章　产后疾病

　　产后是整个妊娠阶段的结束,由于产妇分娩时带来的产创和出血,以及临产时用力等,损耗了不少的元气,产后需要注意养息,恢复健康。俗有"产后百节空虚"的说法,如果稍有不慎,就易引起疾病。

　　产后一月,俗称小满月,二月叫大满月。在这段时间,古人主张居室宜避风寒,衣着需温凉适宜,以防外感;饮食宜清淡,勿食生冷坚硬和肥腻煎炒的食物,以免伤食;不宜做体力劳动,不宜交合;要和心志,绝思虑,悲恐忧郁,大喜大怒,皆不可犯,认为七情伤人,甚于六淫。所以,妇女产后疾病,多由于不注意调摄所致。

　　发生产后疾病的原因,根据古代文献记载,结合临床经验,可以归纳为以下三种:一是亡血伤津,二是瘀血内阻,三是外感六淫或饮食房劳所伤。因此,古人诊断产后

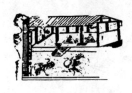

疾病有"三审"之法。先审小腹痛或不痛,以辨有无恶露停滞;次审大便通与不通,以验津液的盛衰;再审乳汁行与不行和饮食的多少,以察胃气的强弱。通过三审,再结合脉证诊断,对产后疾病的预后,就可以正确判断,治疗才能收到预期的效果。

古人对产后疾病有三急、三冲、三病的说法。三急、三冲都是产后危证。《胎产心法》说:"产后危证,莫如败血三冲,其人或歌舞谈笑,或怒骂坐卧……此谓败血冲心……若其人饱闷呕恶,腹满胀痛者,谓之冲胃……喘满面赤几死者,谓之冲肺。大抵冲心者十难救一,冲肺者十全一二,冲胃者五死五生。"这是古人对严重瘀血症预后的见解,可以作为现在诊治产后瘀血症的参考。《女科经纶》引张飞畴说:"三急者,新产之呕吐、泄泻、盗汗也。"这是说在产后发生呕吐、腹泻的肠胃病,又出现虚弱的盗汗现象,三者同时出现是非常危险的。因为产后津血亏损,如再大量的脱液,必然预后不良。至于产后三病最早出自《金匮要略》说:"新产妇人有三病,一者病痉,二者病郁冒,三者大便难。"三病虽临床表现不同,但都由亡血伤津所致,所以产后三病较为多见。

本章所述的产后疾病,是比较常见的,可分为胞衣不下、产后血晕、恶露不下、恶露不绝、产后血崩、产后发热、

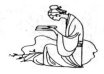

产后发痉、乳汁缺乏、乳汁自出和乳结等 10 证。

产后疾病的治疗，古人有的主张补虚，有的主张逐瘀。张子和有"产后慎不可作诸虚不足治之"的说法，朱丹溪又认为"产后无得令虚，当大补气血为先，虽有杂证，以末治之。"两家意见，一主逐瘀，一主补虚，各有理由，但都不够全面。因为产后疾病，有虚有实，应根据病情，辨证施治。《医宗金鉴》说："胎前无不足，产后无有余，此言其常也。然胎前虽多有余之证，亦当详察其亦有不足之时；产后虽多不足之病，亦当详审其每夹有余之证也。"这种见解是比较正确的。故治疗产后病，应做到"勿拘于产后，亦勿忘于产后。"

第一节　胞衣不下（胎盘滞留）

【概述】

胎儿已经产下，经过较长时间（半小时以上），胞衣滞留腹内者，称为胞衣不下，又称息胞。《诸病源候论》说："有产儿下，若胞衣不落者，世谓之息胞。"

胞衣不下，将引起产后的诸多变证，特别是大出血的危险，严重影响产妇的安全。《宝庆方》说："产科之难，临产莫重于催生，既产莫甚于胞衣不下。"《产育保庆集》说："母生子讫，血流入衣中，衣为血所胀，故不得下，治

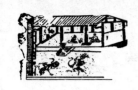

之稍缓,胀满腹中,上冲心胸,疼痛喘急者难治。"都清楚地指出了胞衣不下的严重性。因此,处理本病,必须迅速而及时,以免发生危险。

胞衣不下的原因,大都因为产妇体质素弱,气血俱虚,产时流血过多,以致产道枯涩,妨碍胞下;或因瘀血潴留,胞衣为之胀满不下。《女科经纶》曰:"由初产时用力,儿出体已疲惫,不复能用力,产胞经停之间,外冷乘之,则血道涩,故胞衣不出。"《景岳全书·妇人规》说:"胞衣不出,有以气血疲弱,不能传送,而停搁不出者……有以恶露流入胞中,胀滞不出者。"这些论述,都是古人长期实践经验的积累,是符合临床实际的。综合胞衣不下的原因,以气虚、寒凝、血瘀为多。

【辨证论治】

胞衣不下,既有属虚属寒等原因,因此,症状表现也有不同。一般气虚证,多见面色苍白,喜热畏冷,心悸气短,舌淡脉虚;寒凝证必腹痛而冷,恶露极少,脉象沉迟。如因元气虚弱,无力送出胞衣的,当以补气益血为主,如因寒凝血滞而胞衣不下的,当以温寒行滞为主。对于胞衣不下之重症,应按现代产科的手法或手术进行处理,尽快解决,以免造成产后血崩。

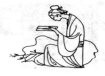

【证型】

1. 气虚型

症状

产后胞衣不下，面色苍白，喜热畏寒；心悸气短，神倦；或出血过多，甚则人昏，唇指发绀，腹部作胀；舌淡脉虚。

治法

补气益血，加减补中益气汤主之（自制方）。

方药

党参 9 克，黄芪 6 克，白术 6 克，广陈皮 6 克，当归 9 克，甘草 3 克，益母草 15 克。

服法

水煎，温服。

气血俱虚者，产时流血过多，以致血液干涸，脱衣滞留至三四日不下；心烦意乱，时欲昏晕；舌淡苔少，脉虚弱。宜气血双补，八珍汤主之（《女科准绳》）。

方药

党参（原方用人参）15 克，白术（土炒）9 克，白茯苓 9 克，甘草 3 克，熟地 9 克，当归 9 克，川芎 9 克，白芍 9 克，生姜 3 片，红枣 3 枚。

服法

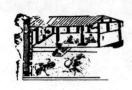

水煎,温服。

2. 寒凝型

症状

胞衣不下,面色苍白,腹部冷痛,痛时欲呕;恶露淡少,心中难受;舌淡口和,脉沉迟。

治法

散寒行滞,黑神散主之(《和剂局方》)。

方药

熟地6克,当归尾6克,赤芍6克,蒲黄6克,桂心6克,炮姜6克,甘草3克,炒黑豆15克。

服法

水煎,温服。

3. 血瘀型

症状

产后少腹疼痛,坚硬拒按,恶露少或早止;面色紫黯,自觉胸脘痞满,上冲心胸;食欲下降,大便秘结,小便微难;舌紫,脉弦涩有力。

治法

破血祛瘀,失笑散或牛膝散主之。

①失笑散(《和剂局方》)

方药

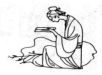

五灵脂、蒲黄各等份。

服法

五灵脂酒研澄去沙,蒲黄筛净,半生半炒,各等份为末,每服6~9克,热酒下(用于体质一般的产妇)。

②牛膝散(《济阴纲目》)

方药

牛膝9克,川芎9克,朴硝9克,蒲黄9克,当归45克,桂心15克。

服法

上药研细末,每服15克,生姜3片,生地30克,煎水服下(用于体质强壮的产妇)。

附:外治法,蓖麻子30克,捣成细膏,涂产妇右足心,胞衣下后,立即洗去(《妇人良方》)。

第二节 产后血晕

【概述】

妇女分娩后,忽然头晕目眩,眼起黑花,不能坐起;或心下满闷,恶心欲吐;或痰壅气急,口噤神昏,不省人事,称为产后血晕。

血晕一证,大都由于阴血暴亡,心神不守所致。因为心主血而藏神,肝主藏血。产后失血过多,心肝血虚。肝

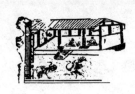

虚则目失养而眩冒,心虚则神不守舍而昏闷。体质强壮者,有因恶露不下,上冲心胸,迷乱心神而致昏晕。过度劳倦,也可能导致血晕。《女科经纶》引陈良甫说:"产后血晕,其由有三:有使力过多而晕,有下血多而晕,有下血少而晕。"《诸病源候论·产后血晕闷候》说:"晕闷之状,心烦气欲绝是也。亦有去血过多,亦有下血极少,皆令闷。若产后出血过多,血虚气积,如此而晕闷者,但烦闷而已;若下血过少,而气逆者,则血随气上掩于心,亦令晕闷,则烦闷而心满急,二者为异。"说明血晕有血虚和血瘀两种证型。血虚的多因失血过多,或过度疲劳,身体衰竭而发生的虚脱;血瘀的多由于恶露没有及时排出而内壅,致瘀浊上攻而见眩晕昏冒。《景岳全书·妇人规》说:"产时胎胞既下,气血俱去,忽尔眼黑头眩,神昏口噤,昏不知人,古人多云恶露乘虚上攻,故致血晕,不知此证有二:曰血晕,曰气脱也。若以气脱作血晕,而用辛香逐血化痰等剂,则立刻毙矣,不可不慎也。"这些论述,说明血晕要分虚实两型,应辨证治疗。古人的这些经验,具有一定的价值,如果深入钻研,进而掌握它的精神实质,则临床辨证,自能得心应手。

【辨证论治】

产后血晕,当从虚实辨证。《金匮今释》说:"产后血

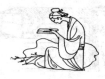

晕,自有两端,其去血过多而晕者属气脱,其证眼闭口开,手撒肢冷,六脉微细或浮是也;下血极少而晕者属血逆,其证胸腹胀痛,气粗,两手握拳,牙关紧闭是也。"这简短的几句话,扼要地指出了产后血晕的辨证要点。因此,临证时,首先要分清虚实两型,然后根据病情选方用药。血虚气脱的,宜大补气血,如虚而欲脱,已濒于危境的,则以固气为急务,用独参汤、大补元煎、当归黄芪补血汤为主方;瘀血上攻而晕的,宜逐瘀行血,以佛手散、夺命散、加味荆芥散为主方。若虚实兼夹,则应斟酌情况,随证加减。产后血晕重症应按厥脱证及产后休克中西医结合积极救治。

【证型】

1. **血虚型**

症状

产后去血过多,面色苍白,愦闷不适,心悸欲吐,渐至昏不知人;眼闭口开,手撒肢冷,虚甚欲脱;舌淡无苔,六脉微细欲绝。

治法

补气固脱,回阳救逆。先用独参汤挽脱,再用参附当归汤温阳。

①独参汤(《景岳全书》)

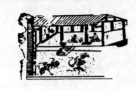

方药

潞党参60克(如用人参或西洋参,高丽参效尤佳,用量减少至15克)。

服法

煎浓汁,顿服。

②参附当归汤(自制方)

方药

高丽参9克(或党参60克),附子15克(先煎半小时),当归9克。

服法

水煎,温服。

(1)产后下血过多,神怯气弱,面色苍白,忽然头目眩晕,甚则肢冷汗出,昏迷不知人事。脉沉细或浮而散,宜补血益气,大补元煎主之(《景岳全书》)。

方药

高丽参6克(或党参60克),淮山药(炒)9克,山茱萸6克,熟地9克,杜仲9克,当归6克,枸杞9克,炙甘草6克。

加减法

腹泻者,去当归,加白术9克。

服法

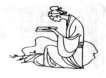

水煎,食后温服。

(2)气血两虚者,产后出血过多,面色苍黄不荣,头目眩晕,愦闷不适,心悸气短,甚则不省人事,少时自醒,舌淡苔薄黄,脉虚大。宜气血双补,当归补血汤主之(《东垣十书》)。

方药

秦当归、黄芪各等份。

服法

水煎,食后温服。

2.血瘀型

症状

产后恶露不下,或下亦很少;少腹硬痛拒按,渐至心下满急,神昏口噤,不省人事,面色紫黯;舌质紫,脉弦涩。

治法

活血化瘀,夺命散或佛手散主之。

①夺命散(《女科准绳》)

方药

血竭6克,没药6克。

服法

上药共研为细末,用童便、温酒各半盏,一两沸调下,隔3～4小时再服,其恶血自行。用白汤调下亦可,每次

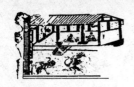

不能超过 6 克。

②佛手散(徐文仲方)

方药

当归、川芎各等份(去芦,酒洗,焙)。

服法

研粗末,每服 12 克,水酒各半同煎,热服,不拘时间(血虚慎用),急用作汤亦可。

(1)兼有风邪者,产后头晕痛,时或昏闷;微有寒热,无汗;腹痛拒按,少腹硬,心下满急,神昏口噤;舌略带青,苔薄白,脉浮缓而涩。宜化瘀祛风,加味荆芥散主之(自制方)。

方药

炒荆芥 9 克,桃仁 9 克,五灵脂 9 克,荠菜 9 克。

服法

水煎,温服,不拘时。

(2)兼有寒邪者,面色青黯,神昏口噤;心下满急,不省人事;四肢和腹部发冷,少腹硬痛拒按,大便溏薄,恶露不下,或下甚少,舌质略青,苔白,脉沉涩。宜温经散寒,活血行瘀,黑神散主之(《和剂局方》)。

方药

熟地 6 克,当归尾 6 克,赤芍 6 克,蒲黄 6 克,桂心 6

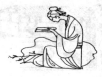

克,炮姜 6 克,甘草 3 克,炒黑豆 15 克。

加减法

心下满甚者,去熟地,加广陈皮 9 克。

服法

水煎,温服。

(3)兼气郁者,面色苍黯,胸脘及两胁满闷,腹膨胀而痛,时有昏迷,恶露甚少;舌淡苔薄,脉沉弦。宜开郁散结,开郁逐瘀汤主之(自制方)。

方药

香附 9 克,郁金 9 克,延胡索 9 克,当归尾 6 克,川芎 6 克,青皮 6 克,枳壳 6 克。

服法

水煎服。

(4)兼热邪者,面色带红,神昏口噤,甚至不省人事;胸满心烦,少腹硬痛拒按,恶露不下,大便秘结;舌质红,苔薄黄,脉数。宜清热活血,加味红花散主之(自制方)。

方药

生地 15 克,秦当归 6 克,赤芍 9 克,干荷叶 6 克,牡丹皮 6 克,红花 3 克,蒲黄(生熟各半)9 克。

服法

水煎,温服。

加减法

腹泻者,去当归,加白术 9 克。

服法

水煎,食后温服。

(5)气血两虚者,产后出血过多,面色苍黄不荣,头目眩晕,愦闷不适,心悸气短,甚则不省人事,少时自醒,舌淡苔薄黄,脉虚大。宜气血双补,当归补血汤主之(《东垣十书》)。

方药

秦当归、黄芪各等份。

服法

水煎,食后温服。

第三节　恶露不下

【概述】

产妇分娩后,阴道内排出带血性的液体,称为恶露。胎儿娩出后的瘀浊败血,必须逐渐排出体外,如停滞不下,或所下极少,称为恶露不下。

产后恶露不下,可以引起很多病变。如恶血上冲,会造成血晕;如停蓄胞内,将引起少腹疼痛,甚则积为癥瘕,给产妇带来很大的危害。

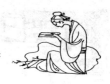

恶露不下的原因,古人认为有血瘀、血虚、血寒、气滞四种。如《金匮要略·妇人产后病脉证并治篇》说:"产后七、八日,无太阳证,少腹坚痛,此恶露不尽。"系指由血瘀而引起的。《女科经纶》引陈自明说:"恶露不下,由产后脏腑劳伤,气血虚损,或胞络夹有宿冷,或产后当风取凉,风冷乘虚而搏于血,壅滞不宣,积蓄在内,故不下也。"是指由气血虚弱和血寒而引起的。吴谦等在《医宗金鉴》上说:"产后恶露不下,有因风冷相干,气滞血凝而不行者,必腹中胀痛;有因产时出血太多,无血不行者,面色必黄白,腹必不疼。"这是更进一步从痛与不痛来分别虚实,都是古人的宝贵经验,对临床帮助很大。此外,还有由于产时心怀忧虑或恐惧,或产后情志抑郁,以致气滞而不下的。

综上所述,恶露不下,不外气滞、血瘀、血寒、气血虚弱等因素。临床时必须详审致病原因,掌握特征,作出正确的诊断和处理。

【辨证论治】

恶露不下,由于病因不同,症状表现也各有别。一般临床常见的气滞、血瘀、血寒、气血虚弱等几种类型,又各有主症。因此,必须掌握寒热虚实,从不同症状辨别其属性,确定治疗原则。如因气滞,必见腹胀而痛,痛不拒按;

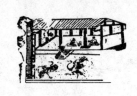

如因血瘀，一定腹痛拒按；如因血寒，必见肢冷畏寒而不热；如因气血虚弱，则有头晕耳鸣，心悸气短等现象。证有虚实，治疗上就有攻补的区分。切勿拘泥于"产后宜温"，轻投辛热之剂，或"产后不可作诸虚"，而妄予攻破之品。《沈氏女科辑要笺正》王孟英按："产后苟无寒证的据，一切辛热之药皆忌。恶露不来，腹无痛苦者，勿乱投药饵，听之可也。"张山雷亦说："产后无瘀，本非概可攻破之证，苟其体质素薄，血液不充，即使恶露无多，而腹无胀痛之苦者，即不当投破血之药，如囿于俗见，则奢糠榨油，势必损伤冲任，崩脱变象，更是可虞。惟有瘀滞不行之确征者，则桃仁、延胡索、归尾、乌药、青皮等行滞导气，已足胜任，亦非必须辛热……盖新产阴伤，孤阳无依，已多燥火，再与温辛，岂非抱薪救火。"王张二氏，都认为产后亡血伤津，阴亏阳亢，如无瘀滞或寒证，不宜轻予破血或辛热之药，主张辨证施治。这种见解非常正确。至于具体的治疗方法，气滞的宜理气行滞，血瘀的宜行血散瘀，血寒的宜温寒行滞，气血虚弱的宜补气益血。如有兼症，当辨明主次，随证施治。

【证型】

1. 气滞型

症状

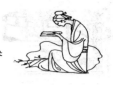

产后恶露不下,或所下甚少;腹胀而痛,但不拒按,腰部亦痛;舌质淡苔薄白,脉弦。

治法

理气行滞,香艾芎归饮主之(自制方)。

方药

香附 9 克,焦艾 9 克,延胡索 9 克,当归 6 克,川芎 6 克。

加减法

如气滞兼瘀,腹痛拒按者,加蒲黄 9 克,五灵脂 6 克;面赤唇红,兼有心烦者,去川芎、当归,加桃仁 9 克,牡丹皮 9 克。

服法

水煎,温服。

2. 血瘀型

症状

产后恶露甚少,腹痛拒按;苔正常或舌质略紫,脉弦实。

治法

活血散瘀,失笑散主之(《和剂局方》)。

方药

五灵脂、蒲黄各等份。

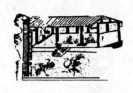

卓雨农中医妇科治疗秘诀

服法

研末,每服 6 克,釅醋(即醋味厚之意)一勺,调熬成膏,再加清水一小杯,煎热服;或用酒煎,并加入砂糖少许,和渣服,少顷再服。

偏热者,面赤唇红,口干舌燥,便秘;脉弦数,苔薄黄等。宜行血去瘀,佐以清热,清热通瘀汤主之(自制方)。

方药

生地 12 克,赤芍 6 克,当归尾 6 克,牡丹皮 6 克,桃仁 6 克,郁李仁 9 克。

服法

水煎服。

3. 血寒型

症状

产后恶露不下;腹痛呕吐,四肢微冷,时恶寒不发热,唇淡口和;苔白舌质淡,脉沉迟有力。

治法

祛寒行瘀,加减黑神散主之(自制方)。

方药

当归尾 6 克,赤芍 6 克,蒲黄 3 克,桂心 3 克,炮姜 3 克,甘草 3 克,炒黑豆 15 克,川芎 6 克。

服法

下篇·各论

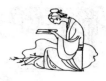

水煎服。

4. 气血俱虚型

症状

产后数日,恶露不下,或下亦甚少;自觉腹胀不痛,头晕耳鸣,心悸气短,精神倦怠;舌质淡,苔正常,脉虚细。

治法

补气益血,圣愈汤主之(《医宗金鉴》)。

方药

党参15克,黄芪9克(蜜炒),当归9克,川芎6克,白芍9克(酒炒),熟地9克。

加减法

腰痛腹胀者,去熟地,加延胡索炭9克,益母草12克,杜仲12克。

服法

水煎,食后服。

第四节　恶露不尽

【概述】

产后一般在15天左右,至迟不超过一月,恶露应完全排尽,若过期仍然淋漓不断,称为恶露不尽,也叫恶露不绝或不止。这种症状,迁延日久,轻则引起血虚液竭,

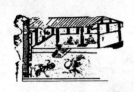

发生其他病变；重则可导致虚脱，是非常危险的。《沈氏女科辑要笺正》说："新产恶露过多，而鲜红无瘀者，是肝之疏泄无度，肾之闭藏无权，冲任不能约束，关闸尽废，暴脱之变，大是可虞。"这些论述，说明了本病的严重性。

恶露不尽的原因，《诸病源候论》说："凡妊娠当风取凉，则胞络有冷，至于产时，其血下必少，或新产而取风凉，皆令风冷搏于血，致使血不宣消，蓄积在内，则有时血露淋漓下不尽。"《医宗金鉴》说："产后恶露，乃裹儿污血，产时当随胎而下，若日久不断，时时淋漓者，或因冲任虚损，血不收摄，或瘀行不尽；停留腹内，随化随行。"《景岳全书·妇人规》说："产后恶露不止，有因血热者；有伤冲任之络而不止者；有肝脾气虚，不能收摄而血不止者；有怒火伤肝而血不藏者；有风热在肝而血下泄者。"阎纯玺在《胎产心法》里也说："产后恶露不止，非如崩漏暴下之多也，由于产时伤其经血，虚损不足，不能收摄，或恶血不尽则好血难安，相并而下，日久不止。"综合以上所述，产后恶露不尽有三种原因：一是冲任或肝脾气虚，血不收摄，属于气虚；二是瘀血不尽，停留腹内，属于血瘀；三是怒火伤肝，或风热在肝，属于血热。这些见解都符合客观实际，用来指导临床，仍然很有价值。

【辨证论治】

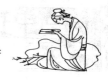

卓雨农中医妇科治疗秘诀

对恶露不尽,除一般症状而外,首先要鉴别它的虚实寒热,然后注意恶露的颜色、浓淡、臭味等。《医宗金鉴》说:"产后恶露……当审其血之色,或污浊不明,或浅淡不鲜,或臭,或腥,或秽,辨其为实,为虚,而攻补之。"说明分辨清楚血色,是重要一环。进而参合脉证,虚损的,血色淡黄,腹部不痛,脉虚弱;瘀血的,恶露必色紫黑有块,腹部疼痛拒按,脉沉涩;血热的,色必时红时淡,且有腥臭,口干苔黄,脉数。

恶露不尽的治法,仍本虚者补之、留者攻之、热者清之的原则,并根据病情和产妇体质辨证论治。气虚的宜补气固摄,血瘀的宜活血去瘀,血热的宜养阴清热。如有夹郁夹湿,则应随证加减。

【证型】

1.气虚型

症状

产后恶露淋漓不绝,色淡不红,兼有黏液;腰酸腹胀,心累气短,时觉少腹下坠,精神倦怠,食欲下降;舌淡苔正常,脉缓弱。

治法

补气固摄,佐以益血,补中益气汤主之(《脾胃论》)。

方药

第五章 产后疾病

197

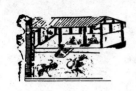

黄芪18克,党参60克,白术9克,升麻6克,广陈皮6克,柴胡6克,秦当归6克,炙甘草6克。

服法

水煎,食后温服。

(1)兼有血虚现象,宜气血双补,八珍汤主之(《六科准绳》)。

方药

党参12克,白术12克,茯神12克,秦当归6克,熟地12克,白芍6克,川芎3克,甘草3克。

服法

水煎,温服。

(2)偏血虚者,头眩目花,脑响耳鸣,面色苍白或萎黄;精神不振,心悸气促;舌质淡无苔,脉虚细。宜补阴益气,固阴煎主之(《景岳全书》)。

方药

党参12克,熟地12克,山药12克,山萸肉9克,远志3克,菟丝子9克,续断9克,五味子3克,炙甘草6克。

服法

水煎,空腹,温服。

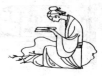

2. 血瘀型

症状

产后少腹疼痛,胸腹胀满,恶露不绝,血多紫黑或夹有血块;大便有时秘结,小便微难;舌质紫黯,脉弦涩有力。

治法

行血祛瘀,失笑散主之(《和剂局方》)。

方药

五灵脂、蒲黄各等份。

服法

五灵脂酒研澄去沙,蒲黄筛净,半生半炒,各等份为末,每服6～9克,热酒下(用于体质一般的产妇)。

(1)兼气滞者,恶露过期不止,时红时淡;有时腹部胀痛;舌质淡红苔白,脉沉弦。宜行气逐瘀,益母佛手散主之(自制方)。

方药

益母草15克,川芎30克,当归去芦,酒拌60克。

加减法

如神倦气短者,加党参9克;头昏腹痛甚剧者,加延胡索6克,黑荆芥6克。

服法

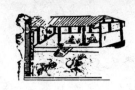

研为末,每服 6 克,清水一杯,黄酒少许,文火煎服;如口噤者灌之,或炒研为末,黄酒调下亦可。

(2)兼寒者,形体恶寒,少腹冷痛喜暖;舌质淡苔薄白,脉紧而涩。宜活血散瘀,佐以温经,生化汤主之(《傅青主女科》)。

方药

当归 24 克,川芎 9 克,桃仁(去皮尖,研)14 粒,炮姜 3 克,炙甘草 1.5 克。

服法

用黄酒、童便各半,煎服。

3. 血热型

症状

产后恶露不绝,色红,且有腥臭;腹部偶尔作胀,口干心烦;舌质红苔黄,脉数。

治法

清热和血,佐以滋阴。

①加味四物汤(《校注妇人良方》)加减(去柴胡、川芎,加黄芩、益母草)

方药

当归 6 克,白芍 9 克,生地 12 克,牡丹皮 9 克,黄芩 9 克,山栀 9 克,益母草 12 克。

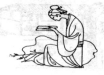

②清化饮(《景岳全书》)

方药

芍药 12 克,麦冬 6 克,牡丹皮 9 克,茯苓 9 克,黄芩 9 克,生地 9 克,石斛 3 克。

加减法

骨蒸多汗者,加地骨皮 4.5 克;小便涩者,加木通 3 克。

服法

水煎服。

(1)阴虚血热者,上症兼面色潮红,口舌干燥,苔黄,脉虚细而数。宜养阴清热,保阴煎主之(《景岳全书》)。

方药

生地 9 克,熟地 6 克,白芍 6 克,淮山药 9 克,续断 6 克,黄芩 4.5 克,黄柏 4.5 克,甘草 3 克。

服法

水煎,温服,不拘时。

(2)如下血不止,量较多。宜养阴止血,安露饮主之(自制方)。

方药

生地 9 克,丹参 9 克,益母草 9 克,乌贼骨 18 克,茜草根(炒)4.5 克,旱莲草 9 克,炒蕲艾 9 克。

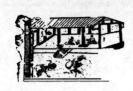

卓雨农中医妇科治疗秘诀

服法

水煎服。

第五节　产后血崩

【概述】

妇女分娩以后,阴道忽然大量出血,势如涌泉,称为产后血崩。血崩是产后最危急的疾病之一,因为产后气血本已亏损,若再大量下血,则虚者更虚,将致暴脱。临证时,必须妥善处理,以免发生虚脱。

产后血崩的原因,《女科经纶》引陈良甫说:"产后伤耗经脉,未得平复,劳役损动,致血暴崩。"郭稽中在《产育宝庆集》里说:"产后血崩者何?曰:因产后所下过多,气血暴虚,未得平复,或因劳役,或因惊怒,致血暴崩。"指出妇女生产之后,生理上还未恢复原状,如果参加不适当的劳动,或者精神受了刺激,都是造成产后血崩的原因,这是属于虚证的;还有一种是内有瘀血的实证,往往也能引起血崩。如阎纯玺在《胎产心法》中说:"或因恶露未尽,固涩太速,以致停留,一旦经血大来⋯⋯如血多色紫有块,乃当去败血积滞,其少腹必胀满,按之而痛。"这说明恶露未尽,固涩太早,瘀血积滞,一旦暴下,也会成为血崩。临床上常见的还有因产前过食辛热,或产后恣

下篇·各论

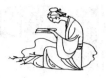

饮酒浆,以致血热而崩的。这又属于热证的范畴。可见导致产后血崩的原因,不外气血骤虚,劳伤冲任,暴怒伤肝,内有瘀滞以及过食辛热四种。了解这些病理,就能为辨证和治疗奠定基础。

【辨证论治】

产后血崩的辨证,与崩漏相同,首先应审明血气的虚实,血色的红紫。一般以下血多而色紫有块,小腹胀痛为实;下血虽多,色红无块,腹不胀痛为虚;下血鲜红量多为热。再结合脉证,选择适当的方剂治疗。其治疗原则,应着重止血,特别是暴崩欲脱的时候,尤须注意。但止血的方法,不宜专事固涩,而应针对病情的虚实寒热以及气郁等,采用补虚、行瘀、清热、舒郁等法,根据"治病必求其本"的精神,随证施治。气虚的,以补气为主;血瘀的,以去瘀活血为主;气郁的,以调气舒郁为主;血热的,则宜清热;劳伤的,则应固冲。结合崩漏证的各种方剂,随证选用。

【证型】

1.气虚型

症状

产后出血过多,或骤然大下,色红;腹无胀痛,头晕目眩,神昏气短,自汗;手足不温,面色㿠白,脉沉细。

治法

急宜补气固脱,独参汤主之(《景岳全书》)。

方药

潞党参60克(如用人参或西洋参、高丽参疗效尤佳,用量减少至15克)。

服法

煎浓汁,顿服。

(1)若见四肢厥逆,汗出肤冷,脉虚浮而数,口鼻气冷。急宜回阳救逆,扶阳救脱汤主之(自制方)。

方药

高丽参9克,附子15克(先煎),黄芪15克,浮小麦24克,乌贼骨30克,炮姜6克,炙甘草3克。

加减法

血止后,腰腹微胀,或有痛感者,加焦艾9克,阿胶珠9克。

服法

水煎,温服。

(2)兼血虚者,产后数日,忽然大量出血,色红,间有乌红色小块;腹无痛感,面色萎黄,舌质淡嫩,脉浮虚无力。宜气血双补,加减十全大补汤主之(自制方)。

方药

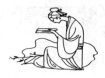

党参30克,白术9克,白茯苓12克,黄芪18克,当归6克,熟地9克,炙甘草3克,龙骨15克,乌贼骨30克。

服法

水煎,不拘时频服。

2. 血瘀型

症状

产后数日,忽然恶露增多,并有血块;面色黯滞,胸腹胀满,少腹疼痛拒按,压之似有硬块;大便秘结,小便微难;舌色黯苔润,脉象沉弦。

治法

行血去瘀,加味失笑散主之(自制方)。

方药

益母草18克,党参15克,五灵脂6克,蒲黄6克(生用一半干炒一半)。

服法

水煎,食前温服。

兼气滞者,症同上,唯腹痛稍缓而胀加剧。宜理气行滞,活血去瘀,丹参泽兰饮主之(自制方)。

方药

丹参12克,香附9克,延胡索6克,焦艾9克,泽兰9克,赤芍6克,山楂炭6克,炒黑豆12克。

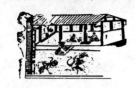

服法

水煎,食前温服。

3.气郁型

症状

产后血崩,色淡红;头晕目眩,精神抑郁,嗳气太息,心烦易怒;脘闷,两胁胀痛;食欲减退,大便不调,或溏薄;舌苔薄白,脉弦,重按无力。

治法

扶气养血舒郁,扶脾调肝汤主之(自制方)。

方药

泡参15克,白术9克,炒白芍9克,阿胶珠6克,茯神9克,软柴胡6克,甘草3克,香橼9克。

加减法

血量过多,兼有血块者,加乌贼骨30克,茜草根6克,蒲黄炭6克。

服法

水煎,食前温服。

4.血热型

症状

产后忽然血崩,色鲜红;头晕心悸,烦热口渴,大便秘结,小便黄;舌尖红,苔黄燥,脉浮数或沉数。

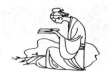

治法

清热止血,清经止崩汤主之(自制方)。

方药

生地 18 克,牡丹皮 6 克,黄芩 9 克,黄柏 12 克,白茅根 15 克,地榆 9 克,炒蒲黄 9 克,益母草 12 克,棕榈炭 6 克。

服法

水煎,温服。

5.劳伤型

症状

产后劳倦过度,阴道突然大出血;或动手术后,出血不止,色红无块,腰微胀,腹无痛感,舌苔正常,脉数无力。

治法

固冲摄血,摄血固冲汤主之(自制方)。

方药

党参 18 克,黄芪 12 克,白术 9 克,龙骨 15 克,乌贼骨 30 克,阿胶珠 9 克,茜草根 9 克,龟板 9 克,广三七 3 克,血余炭 9 克。

服法

水煎,温服。

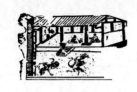

第六节　产后发热

【概述】

产妇在分娩后，全身发热，称为产后发热。产后发热，一般以气血骤然亏耗，卫气不固，寒温不适所致的较多，也有因其他原因引起的。《景岳全书·妇人规》说："产后发热，有风寒外感而热者；有郁火内盛而热者；有水亏阴虚而热者。诸证不同，治当辨察。"这把产后发热，归纳为感冒、火盛、阴虚、血虚等四种原因，给后世指出了研究和治疗本病的方向。此后，吴谦等在这个基础上更有所阐发，《医宗金鉴》把产后发热，分为外感发热、伤食发热、瘀血发热、血虚发热、劳力发热、蒸乳发热六种，如说："产后发热之故，非止一端，如饮食太过，胸满呕吐恶食者，则为伤食发热；若早起劳动，感受风寒，则为外感发热；若恶露不去，瘀血停留，则为瘀血发热；若去血过多，阴血不足，则为血虚发热；亦有因产时伤力，劳乏发热者；三日蒸乳而发热者。"这段记载，虽然总结了六种原因，但仍未超出张景岳的论述，如伤力劳乏，仍属血虚气虚的范围。至于伤食和蒸乳，都不是产后发热常见的症状，应从一般伤食和乳汁不行的情况来研究。根据张景岳的论述，结合临床常见的证型，把产后发热，归纳为

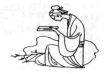

外感(包括产后生殖道感染而引起的发热)、血热、血虚、血瘀四类。至于其他疾病引起的发热,因不属本节范围,故从略。

【辨证论治】

产后发热是一个总的证候。由于发热原因不同,症状表现就各有差别,必须审察详明,随证施治。《沈氏女科辑要笺正》里张山雷对产后发热分析得比较明确具体,他说:"新产发热,血虚而阳浮于外者居多,亦有头痛,此是虚阳升腾,不可误谓冒寒,妄投发散,以煽其焰,此惟潜阳摄纳,则气火平而热自已;如其瘀露未尽,稍参宣通,亦即泄降之意,必不可过与滋填,反增其壅;感冒者,必有表证可辨,然亦不当妄事疏散。诸亡血家,不可发汗,先圣仪型,早已谆谆告诫。则惟和其营卫,慎其起居,而感邪亦能自解。盖腠理空疏之时,最易感冒,实是微邪,本非重恙,自不可小题大做,一误再误。又有本非感冒,新产一二日后,蒸酿乳汁,亦发身热,则活血通乳,亦极易治。"从这段论述中,可以体会到辨证的重要性。特别是虚烦发热,为产后常见的症状,乃阴虚阳浮,气血不足之征。若误为热证,投以凉药,则将导致不良后果。临证时,必须注意鉴别。

治疗产后发热,应根据产后的特点,在不伤气血的前

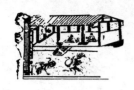

卓雨农中医妇科治疗秘诀

提下,辨证施治。特别对外感发热,尤宜注意。因为新产气血骤虚,卫外之阳不固,容易感受外邪。此时若认为产后概属诸虚不足,投以温补或滋填,则邪闭于内,无从外出,必将发生他证,无异关门促贼;若不顾及卫气先虚,过于疏解,以重虚其表,又无异于开门揖盗。因此,必须审证求因,辨证论治。产后发热由外感引起的,宜疏解表邪;由血热引起的,宜清热养阴;由血虚引起的,宜补阴滋血;由血瘀引起的,宜活血行瘀;如因产后感染的,宜清热解毒,若有兼症,仍应随症施治。

【证型】

1. 外感型

症状

产后发热,恶风有汗,腰酸背痛,头身俱疼,口干不渴,舌苔薄白,脉浮而缓。

治法

疏风解表,荆防双解散主之(自制方)。

方药

炒荆芥9克,防风4.5克,桑枝15克,嫩苏梗9克,淡竹叶9克,荠菜9克。

服法

水煎,温服。

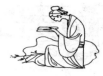

（1）若头痛发热，微恶寒，口干作渴，脉浮数。法宜清解，银花蕺菜饮主之（自制方）。

方药

炒荆芥9克，金银花9克，赤芍9克，土茯苓9克，蕺菜9克，甘草3克。

加减法

恶露少而腹痛者，加牡丹皮9克，桃仁6克。

（2）如症见头痛高热恶寒，恶露增多，并有秽臭，小便黄，大便燥结，舌红苔黄，脉数有力者，宜清热解毒，五味消毒饮（《医宗金鉴》）加味主之。

方药

金银花15克，野菊花12克，蒲公英15克，紫花地丁15克，紫背天葵12克，仙鹤草15克。

服法

水煎，温服。

以上两方适用于因产时阴道撕伤，异物进入引起轻微感染发热者。

2. 血热型

症状

产后发热，头晕而痛，面红唇燥，手足心热，心烦口渴，喜当风凉，便燥溺短，甚则谵妄，舌红苔黄，脉数。

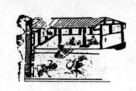

治法

清热凉血,佐以生津。清热地黄饮主之(自制方)。

方药

生地 12 克,地骨皮 9 克,牡丹皮 9 克,天花粉 9 克,连翘 9 克,芦根 12 克,淡竹叶 9 克。

加减法

心烦甚者,去淡竹叶,加莲子心 6 克,通草 6 克;恶露骤然停滞者,加桃仁 6 克,通草 6 克。

服法

水煎,微温服。

3.血虚型

症状

产时下血过多,产后潮热时作;头晕眼花,耳鸣心悸,面色苍白;舌淡苔薄,脉虚细。

治法

养血滋阴益气,人参当归汤(《景岳全书》)加减主之(去桂心,加制首乌、炙甘草)

方药

人参 9 克(或党参 30 克),当归 6 克,生地 12 克,白芍 12 克,麦冬 9 克,制首乌 12 克,炙甘草 3 克。

服法

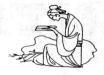

用粳米 30 克,竹叶 10 片,加水两盅,煎至一盅,取液入药煎服。虚甚者,用熟地。

(1)阴虚血燥者,产后发热数日,午后尤甚;肤热颧红,手心发烧,心烦不安;舌质红,苔薄黄而干,脉细数。宜养阴清热,加减青蒿鳖甲汤主之(自制方)。

方药

青蒿梗 9 克,鳖甲 9 克,生地 9 克,牡丹皮 6 克,地骨皮 9 克,芍药 9 克,麦冬 9 克,茯神 12 克。

服法

水煎服。

(2)兼劳热者,产前身体素弱,宿有潮热咳嗽,间或咯血;产后潮热加剧,面热颧赤,手足心热;头晕耳鸣,咳嗽痰少,唇燥口干;舌红苔黄,脉虚数。宜养阴润肺,冬地百部饮主之(自制方)。

方药

干地黄 12 克,麦冬 9 克,天冬 9 克,广百部 9 克,生枇杷叶 15 克,浙贝母 9 克,女贞子 9 克,旱莲草 9 克,苇根 9 克。

加减法

不思饮食,舌上无苔,舌质淡红,加生谷芽 15 克,知母 9 克。

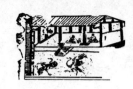
服法

水煎,微温服。

4. 血瘀型

症状

产后数日,时有烦热;恶露断续而下,并有浊带样分泌物;少腹作痛,痛时不能重按,尿频便结;舌质黯,苔薄,脉弦实。

治法

活血去瘀,桃红消瘀汤主之(自制方)。

方药

丹参9克,土牛膝6克,当归尾6克,桃仁3克,红花3克,乳香6克,蕺菜9克。

服法

水煎服。

第七节 产后发痉

【概述】

妇女生产以后,口噤不开,手足搐搦,腰背强直,甚则角弓反张,称为产后发痉。

发生本病的主要原因,是产后亡血过多,血虚不能濡养肝木,以致肝风内动,或血虚而为外风侵袭。《金匮要

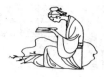

略》说:"产后血虚,多汗出,喜中风,故令病痉。"《诸病源候论》说:"产后中风痉者,因产伤动血脉,脏腑虚竭,饮食未复,未满日月,营卫虚伤,风气得入五藏,伤太阳之经,复感寒湿,寒搏于筋则发痉。"《景岳全书·妇人规》说:"产后发痉,乃阴血大亏证也。"《女科经纶》引缪仲淳说:"去血过多,阴气暴虚,阴虚生热,热极生风,故外现风证。其实阴血不足,无血养筋所致。"吴鞠通更具体地把因亡血亡津液而引起的痉病,统称为虚痉。他在《温病条辨》中说:"产后亡血,病久致痉,风家误下,温病误汗,疮家发汗者,虚痉也。"综合各家学说,痉病的原因不外两端:一是津伤液脱,血枯血燥;一是六淫外感,化燥生风。说明产后发痉,起于内因和外因,而内因尤为主要。因为产妇本身血虚,才易引起内风,或感受外风。所以,《景岳全书·妇人规》说:"在伤寒家虽有刚痉柔痉之辨,总之则无非血燥血枯之病。"因此,治疗产后发痉,应着重在虚,即或外感风邪,也应多从血虚考虑,这是一般的治疗原则。但也有特殊病情,如古人有用天麻散、六神汤等化痰方剂,治疗产后发痉的,临床上也常遇到这种症状,说明产后发痉仍有因痰湿所致的。医者要知常达变,才能施治无误。

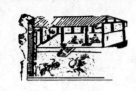

【辨证论治】

产后发痉,既分血虚与中风两类,症状各有不同,治法也就各异。必须辨证明确,处方才能恰当。由血虚发痉的,面色苍白,两手微撒,有肢冷自汗等虚象。如属中风发痉,多有头项强痛,恶寒发热,脉浮弦等症状。但是,又有偏寒偏热、夹湿夹痰的,临证时宜仔细观察,辨证施治。

治疗产后发痉,朱丹溪认为当大补气血,因为产后亡血伤阴,脏腑虚损,当以气血为重,虽见风象,也须以养血柔肝为主。即古人所谓"治风先治血,血行风自灭"的道理。如属外风湿痰,亦宜在扶正祛邪的基础上,适当运用祛风化痰清热之品。若症现抽搐无力,两眼反折,汗出如珠,拭之不及,两手撮空,呼吸喘促等危候,大多预后不良。

治疗原则:属于血虚的,以补血填阴为主,佐以镇肝息风;属于中风的,虽应祛风,但亦应重视亡血伤津的特点,注意养血,血足则风自灭。不可过用辛散,而犯虚虚之戒。临床时,须慎重考虑。

【证型】

1. 血虚型

症状

产后骤然发痉,颈项强直,牙关紧闭,口眼歪斜,四肢

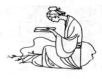

搐搦,两手微撒,面色苍白或萎黄,舌质淡无苔,脉虚细而紧。

治法

补血柔肝,佐以祛风,滋营活络汤主之(《傅青主女科》)。

方药

川芎4.5克,当归6克,熟地6克,人参6克,黄芪3克,茯神3克,天麻3克,炙甘草1.2克,陈皮1.2克,荆芥穗1.2克,防风1.2克,羌活1.2克,黄连2.4克(姜汁炒)。

加减法

有痰者,加竹沥、姜汁、半夏;口渴者,加麦冬、葛根;有食者,加山楂、砂仁、神曲、麦芽;大便闭者,加肉苁蓉;汗多者,加麻黄根;惊悸者,加枣仁。

服法

水煎服。

(1)如产后出血过多,骤然发痉,面色苍白,口眼歪斜,手足瘛疭,甚则角弓反张;舌质淡,脉浮细而弦。宜补血滋液以息风,大补元煎主之(《景岳全书》)。

方药

高丽参6克(或党参60克),淮山药(炒)9克,山茱

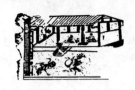

萸 6 克,熟地 9 克,杜仲 9 克,当归 6 克,枸杞 9 克,炙甘草 6 克。

服法

水煎,食后温服。

(2)若血虚阴竭,真阴欲绝,手足搐搦,既厥且哕,舌淡无苔,脉细而劲。宜滋液柔肝,小定风珠主之(《温病条辨》)。

方药

鸡蛋黄 1 枚(生用),阿胶 6 克,生龟板 18 克,童便 1 杯,淡菜 9 克。

服法

加水 5 杯,先煮龟板、淡菜,得 2 杯,入阿胶上火烊化,加鸡蛋黄,搅令相得,再冲童便顿服。

加减法

出血不止者,加炒旱莲草 15 克,黄芪 12 克;自汗者,加泡参 24 克(或党参 15 克),牡蛎 12 克;小便不禁者,加桑螵蛸 9 克。

(3)如神志不清,真阴时时欲脱,不省人事,小便失禁,舌质绛,苔黄而干,脉虚数而弦。宜育阴潜阳,柔肝息风,大定风珠主之(《温病条辨》)。

方药

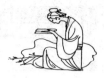

白芍9克,阿胶6克(烊化冲服),熟地9克,麻仁9克,五味子3克,生牡蛎15克,麦冬9克,炙甘草3克,鳖甲12克,鸡蛋黄1枚(另冲),生龟板12克。

服法

加水8杯,煮取3杯,再入鸡蛋黄,搅令相得,分3次服。

(4)如肝风内动,产后时有发热,头目晕眩而惊惕,忽然四肢抽动;牙关紧闭,口眼歪斜,不省人事,面色时红时白;舌淡红苔黄,脉弦数。宜镇肝息风,镇肝息风汤主之(自制方)。

方药

生赭石15克,龙骨15克,牡蛎15克,白芍9克,玄参9克,天冬9克,川楝子3克,宣木瓜9克,钩藤9克。

服法

水煎,温服。

2.中风型(外感风寒)

症状

产后感冒风邪,头项强痛,恶寒发热,身疼腰痛;继而四肢强直,或手足瘈疭,牙关紧闭;舌淡苔薄白,脉弦紧。

治法

疏风解表,佐以养血,加味当归散主之(自制方)。

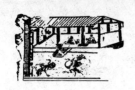

方药

当归 9 克,炒芥穗 9 克,全蝎 6 克,桑寄生 15 克,钩藤 9 克,僵蚕 9 克。

服法

水煎,温服,不拘时。

3. 风痰型

症状

产后神昏,角弓反张,或口噤不语;胸脘痞闷,痰鸣气逆,发热,大便秘结;舌苔黄腻,脉弦滑而数。

治法

豁痰开窍,加味蠲饮六神汤主之(自制方)。

方药

胆南星 9 克,天竺黄 4.5 克,半夏曲 9 克,茯神 9 克,旋覆花 6 克,竹沥 10 滴,钩藤 9 克。

加减法

痰涎壅盛,口噤不语者,加天麻 9 克,炒远志 6 克,炒蚕沙 6 克,竹沥加为 30 克,生姜汁 10 滴。

服法

清水煎,去渣,温服。

偏于痰湿者,产妇形体肥胖,言语謇涩,或口噤不语;痰涎壅盛,喉间如曳锯,胸脘痞闷,四肢瘫痪;舌苔白腻,

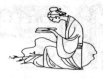

脉象弦滑。宜燥湿祛风,加味天麻散主之(自制方)。

方药

天麻 12 克,白附子 9 克(炮),天南星 9 克(炒),半夏 9 克(烫洗 7 遍,姜制),全蝎 6 克(炒),钩藤 9 克,广陈皮 6 克。

服法

水煎,温服。如为散剂,可酌加分量,研为细末,每服 3 克,用生姜、薄荷、酒调下,不拘时服(本方务必依法炮制)。

附:急痉证

症状

产后突然发痉,昏昧不识人,颈项强直,牙关紧闭,手握不开;身体发热,面色时红时青,呈苦笑状;脉浮弦。

治法

祛风止痉,止痉愈风散主之(自制方)。

方药

全蝎 9 克,蜈蚣 9 克,炒芥穗 15 克,独活 3 克。

服法

共研为末,用黄酒兑开水,冲服 3 克,如无效,2 小时后再服。若无黄酒,可用醪糟汁冲开水服。

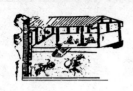

第八节　乳汁不行

【概述】

妇人产后乳汁少,或全无乳汁,都称为乳汁不行。

乳汁不行的原因,有血虚、肝郁两种证型。陈自明《妇人良方》说:"妇人乳汁不行者、由气血虚弱、经络不调所致。"《景岳全书·妇人规》说:"妇人乳汁,乃冲任气血所化,故下则为经,上则为乳。若产后乳迟乳少者,由气血之不足,而犹或无乳者,其为冲任之虚弱无疑也。"这是由气血虚弱冲任不调而引起的乳汁不行。《儒门事亲》说:"或因啼哭悲怒郁结,气溢闭塞,以致乳脉不行。"此系肝气郁结,而引起的乳汁不行。《医宗金鉴》说:"产后乳汁不行,因瘀血停留,气脉壅滞者,其乳必胀痛。"是指气滞血凝,经脉壅滞所引起的乳汁不行。以上诸家论述,说明了乳汁通畅与否与气血盛衰、精神因素、气滞血凝有着密切的关系。

【辨证论治】

产后乳汁不行的原因各异,症状有别,必须详细审察,以免认实作虚或以虚为实,贻误病人。若因气血虚弱而致乳汁不行,必面色淡黄,心悸头昏,纳少便溏;若因肝郁气滞,经脉不畅,而使乳汁不行,必有乳房胀痛,情绪烦

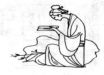

躁,胸胁不舒等现象。

治疗本病,应以通络行滞为主。而"行"的方法,要根据病情来决定。若气血虚弱,宜补而行之;若肝郁气结,宜疏而行之。此外,尚应佐以外治,如用浸油木梳轻梳乳房,刺激局部,有活络通乳的作用;如胀硬疼痛,用热水洗涤乳房或热敷,也可收到宣通气血的效果。

【证型】

1. 血虚型

症状

产后乳汁不行,乳部无胀满感觉;面色苍白,略带淡黄,精神疲乏,间或畏寒,头晕耳鸣,心悸气短,腰酸腿软,大便或溏或秘,小便频数;舌淡少苔,脉虚细。

治法

补血益气,黄芪八物汤主之(《医略六书》)。

方药

熟地9克,当归9克,黄芪(炙)9克,白术(炒)4.5克,茯苓4.5克,川芎3克,白芍(酒炒)4.5克,炙甘草1.8克。

加减法

如食减便溏者,去熟地、白芍,加扁豆15克,莲米15克,白蔻仁3克。

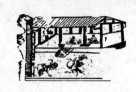

服法

水煎,温服。

虚而兼热者,产后乳汁不行;面色苍白,有时颊赤,头晕心悸,手心灼热,口舌干燥,或午后潮热,心烦寐少,小便淡黄,大便干燥;舌红苔薄黄,脉细数。

治法

清营养血,通乳四物汤主之(《医略六书》)。

方药

生地15克,当归9克,白芍(酒炒)3克,川芎3克,木通3克,王不留行9克,天花粉9克,猪蹄2只,知母(酒炒)4.5克。

服法

水、酒各半,煎浓去渣,温服。

2. 气郁型

症状

产后乳汁不行,乳房胀痛;胸胁饱满,面色青黯,精神抑郁,食量减少,有时两胁作痛,腹部亦有胀痛,大便不畅;舌淡苔白腻,脉沉迟而涩。

治法

舒肝活络,通经活络汤主之(自制方)。

方药

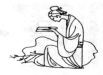

瓜蒌 12 克,橘络 6 克,青皮 6 克,丝瓜络 12 克,生香附 6 克,通草 9 克,扁豆 15 克,当归 4.5 克。

加减法

恶露已净,少腹微胀者,加王不留行 9 克,漏芦 9 克;如因暴急暴怒之后,饮食减少,胸胁胀甚者,加柴胡 6 克,厚朴花 6 克。

服法

水煎,温服。

(1)兼血滞者,产后乳汁不行,乳房胀痛;面色略带青紫,胸闷嗳气,有时腹胀痛;舌略带青色,苔薄而腻,脉象沉涩。宜养血行滞,漏芦汤主之(《医略六书》)。

方药

漏芦 9 克,赤芍 4.5 克,当归 9 克,川芎 3 克,枳壳 4.5克,木香 4.5 克,桔梗 3 克,白芷 4.5 克,甘草 1.5 克,皂角刺 3 枚。

服法

水煎,去渣,温服。

(2)兼热者,产后乳汁不行,乳房作胀或肿痛;面色暗红,精神郁闷易怒,胸闷内热,两胁及腹部时有胀痛感;口苦而干,大便燥结,小便黄;舌质红苔薄黄,脉数。宜清热通络,涌泉散主之(《医宗金鉴》)。

方药

王不留行、白丁香(即雄雀粪)、漏芦、天花粉、僵蚕各等份。

服法

共研为末,每服 12 克,用猪蹄煮汁调下。

(3)如产后乳汁少,无其他症状者,可用猪蹄汤(《产孕集》)。

方药

猪蹄 2 只,通草 24 克。

服法

加水同炖后,去通草,食猪蹄和汤。

第九节　乳汁自出

【概述】

妇女产后,乳汁不经婴儿吮吸,自然流出,或终日不绝,称为乳汁自出。

乳汁自出的原因,根据古人的记载,多属气血不足,虚不能摄;但也有肝经郁热,亦可导致乳汁自出。《妇人大全良方》说:"产后乳汁自出,乃胃气虚,宜服补药止之。"又说:"若怒气乳出,此肝经风热。"指出乳汁自出的原因,有虚有实。此外,也有气血旺盛,乳房作胀而乳汁

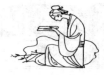

不时自出,这是一种生理现象,不属病变,应与上述的乳汁自出有所区别。

【辨证论治】

乳汁自出,如系气血两虚,多有面色或黄或白,精神倦怠,心悸气短,舌质淡,脉沉弱等虚象;如属实证,多见心烦善怒,面色潮红,头晕胁胀,苔黄,脉弦数等。

治疗气血两虚,宜补气益血,如因肝经郁热,宜疏肝解郁清热;若属气血旺盛,乳汁多而溢出,或不需亲自哺乳的,可用炒麦芽 30~60 克煎汤服,其乳即回。

【证型】

1. 气血两虚型

症状

产后乳汁自出,乳房不胀满;面色㿠白,略带淡黄,皮肤干燥,精力疲乏,头晕耳鸣,心悸气短,大便或溏或秘;舌淡苔少,脉象虚细。

治法

补气益血,十全大补汤主之(《和剂局方》)。

方药

党参 15 克,黄芪 15 克,肉桂 3 克,白术 9 克,茯苓 9克,秦当归 6 克,川芎 3 克,白芍 9 克,炙甘草 6 克,熟地(砂仁炒)12 克。

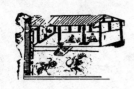

服法

水煎,温服。

2.肝经郁热型

症状

产后乳汁自出;面色苍黄,间有潮红,心烦易怒,头晕胁胀;舌苔黄,脉弦数。

治法

舒肝解郁,归芍甘麦汤主之(自制方)。

方药

当归6克,杭芍12克,白术9克,柴胡6克,茯神9克,甘草3克,小麦30克(或麦芽18克),大枣3枚。

服法

水煎,温服,不拘时。

第十节　乳　结

【概述】

产后乳房胀硬作痛,按之有核,时有寒热,称为乳结。如不早治,可以发展成为乳痈。引起乳结的原因不外肝郁气滞,经络受阻或外邪入侵。朱丹溪《格致余论》说:"乳房阳明所主,乳头厥阴所属,乳子之母,不知调养,忿怒所逆,郁闷所逼,厚味所酿……故热盛而化脓。"这是

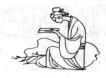

卓雨农中医妇科治疗秘诀

由于气郁引起的。《诸病源候论》说："热食汗出,露乳伤风,喜发乳肿,名为吹乳,因喜作痈。"这是感受外邪引起的。《医学心悟》说："……复有乳儿之际,为儿口气所吹,致令乳汁不通,壅滞肿痛,不及治则成痈。"这是因乳儿吹气所引起的。由此可见乳结或乳痈,其病理机制是一致的,只是有轻重不同而已。

【辨证论治】

乳结一证,由于肝郁气滞者,多见胁胀胸满,乳汁不通,继而肿硬疼痛,寒热时作,有微汗,口苦,苔白,脉弦数;由于外感风寒者,多见头痛身疼,寒热无汗,苔薄白,脉浮数或浮紧。治疗方法,以宣通经络为主。肝郁气滞者,宜舒肝解郁,理气行滞;感受外邪者,宜疏解表邪。

【证型】

1.肝郁气滞型

症状

乳汁停滞不畅,乳房胀硬作痛,甚或红肿,时有恶寒发热,舌淡苔白,脉弦数。

治法

宜舒肝解郁,通络散结,通乳散结汤主之(自制方)。

方药

全瓜蒌12克,青皮9克,丝瓜络15克,橘络9克,橘

第五章 产后疾病

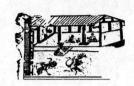
叶 10 片,通草 9 克,郁金 6 克,刺藜 9 克,蒲公英 15 克。

加减法

红肿甚者,加金银花 15 克,甘草 3 克。

服法

水煎,温服。

2. 外感风寒型

症状

乳房疼痛肿胀,摸之有硬块,按之痛剧,表面红赤;形寒发热,头痛胸闷,周身骨节疼痛,无汗;舌苔薄白,脉象浮数。

治法

疏风解表,消毒汤主之(《医钞类篇》)。

方药

白芷 6 克,当归 3 克,浙贝母 9 克,僵蚕 9 克,天花粉 9 克,金银花 15 克,甘草 3 克。

加减法

恶寒无汗,脉浮紧者,如荆芥 9 克,防风 9 克。

服法

水煎服。

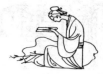

第六章　妇科杂病

　　妇科疾病,主要是经、带、胎、产四大类,其次是乳疾和前阴诸病。因为妇女生理特殊,易于发生盆腔包块,且虽患疾病,亦少注意,所以,容易导致气血凝滞,形成癥痕,严重影响妇女的身体健康。实有专题讨论的必要。至于乳疾中的乳痈、乳癌,均属外科范围,本章暂不讨论。现将不孕、癥痕、脏躁和前阴诸疾,列为杂病一章。

　　不孕原因,非止一方,关系到男女双方,但肾气虚,气血不足,不能摄精成孕者为多。癥痕一证,常因起居不慎,精神抑郁,以致气滞血凝而成。脏躁则多由情志不畅,内脏津液受损所致。阴挺多属气虚下陷。前阴瘙痒,为湿热内蕴,郁而生虫,也有因不重视清洁卫生传染而来的。因此,平时应慎起居,调情志,勿过劳过逸,注意清洁卫生。特别在胎前、产后和经期,更应加倍调护。

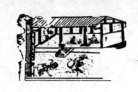

妇科杂病的治疗,应根据不同的病因来确定。治疗不孕,宜温肾调肝,补益冲任为主;癥瘕以破血消瘀,行气和中为主;脏躁宜清心滋液,兼痰者,佐以清热化痰;阴挺多属虚证,宜补气升提,如兼湿热,则佐以清热除湿。以上均属妇科杂病治疗原则,至于具体疗法,将在各节中介绍。

第一节　不　孕

【概述】

孕育一门,在妇科学中,占很重要的地位,因为孕育是与繁衍种族、强国健民有着直接关系。但是,如果生育过多,则将影响妇女健康和儿童的教养。因此,必须大力提倡计划生育,采用现代行之有效的避孕方法。这与本节讨论的不孕证,并不矛盾,而是一个问题的两个方面,正体现了具体情况具体分析的辨证方法。

不孕证,指在生育年龄的夫妇,婚后同居两年以上,女方不受孕;或已生育过,而又两年以上不再受孕,都称为不孕。前者,《千金要方》称为"全不产",《脉经》称"无子",是属于原发性不孕;后者,《千金要方》称为"断绪",属于继发性不孕。

不孕的原因,可概括为两类。一类属于先天性生理

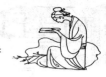

缺陷,另一类由于后天病理变化。生理缺陷的有螺、纹、鼓、角、脉五种。螺是女子阴户中有螺旋纹;纹指阴道狭小;鼓是阴户绷急似无窍;角是阴蒂过长;脉是一生无月经,不能受孕者。此即古人所谓的"五不女",认为这类女子是没有生育能力的。这些生理缺陷,除"脉"可用中药治疗外,其他四种,目前药物尚无法解决,其中有的可用西医手术治疗。本节所述系后天病理变化导致的不孕证。

不孕的病因,根据历代医籍记载,有多种因素均可导致月经失调,而产生不孕。《内经》说:"女子二七而天癸至,任脉通,太冲脉盛,月事以时下,故有子。"可见月经与受孕的关系非常密切。

不孕的病因虽多,仍不外虚实两端。虚者有肾虚、血虚和脾虚;实者有肝郁、血热和痰湿等。《圣济总录》说:"妇人所以无子,由冲任不足,肾气虚寒故也。"指出肾虚的不孕;《格致余论》说:"妇人无子,率由血少不足以摄精也。"薛立斋说:"又有脾胃虚损,不能营养冲任。"说明血虚脾弱不孕的机理。朱丹溪说:"肥盛妇人,禀受甚厚,恣于酒食,经水不调,不能成孕,以躯脂满溢,湿痰闭塞子宫故也。"此系痰湿阻滞,经络阻塞的不孕;《女科经纶》引何松庵说:"有瘦弱妇人,不能成胎者,或内热多

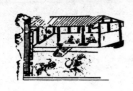

火,子宫血枯,不能凝精。"是指血热不孕。也有由于情志不舒,肝郁气结,疏泄失常,月经不调,而导致不孕的。此外,不孕的原因,也与男子有关,并不单纯是女方的因素。《脉经》说:"男子脉微弱而涩,为无子,精气清冷也。"薛立斋说:"妇人不孕……更当审男子形质如何,有肾虚精弱,不能融育成胎……"

以上论述不孕原因,说明男女双方都有关系,不完全属于女方。本节专论妇女病理的不孕,不涉及男子不育的证治。

【辨证论治】

不孕原因,古人论述颇多。根据临床观察,肾虚、血虚、肝郁、痰湿等较为多见,至于脾虚、血热可见于血虚发展趋势的表现,可以不必另列一型。在辨证方面,结合四诊八纲,不难鉴别。肾虚多见腰酸腿软,少腹冷,月经量少;血虚面色苍白,经少色淡;肝郁多精神郁闷,月经愆期;痰湿常有头眩心悸等证。

治疗原则,须在详审病机,辨明虚实的基础上,遣方用药。虚者,益气养血,温肾调肝,以补冲任;实者,化痰除湿,疏肝解郁,以调气血。除药物治疗外,尚须情志舒畅,房事有节,注意起居劳逸等。

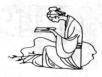

【证型】

1. 肾虚型

症状

婚久不孕,经期延后,量少色淡,白带清稀;腰酸痛,小腹冷,夜尿多,面色晦暗;苔白润舌质淡,脉沉细弱。

治法

温肾益血,调补冲任。

①加减苁蓉菟丝丸(自制方)

方药

肉苁蓉 30 克,菟丝子 30 克,覆盆子 30 克,枸杞 30 克,桑寄生 30 克,熟地 30 克,当归 15 克,焦艾 15 克。

服法

研为细末,炼蜜为丸,如梧桐子大。每服 6 克,早晚各一次,白开水送下。如作为汤剂,酌情减量。

加减法

肾阳不足,小腹冷甚,腰痛如折,小便不禁者,可选加巴戟天、淫羊藿、鹿角霜、补骨脂、肉桂、附片等品,温补肾阳。

②通脉大生丸(自制方)

方药

杜仲 30 克,续断 30 克,菟丝子 60 克,桑寄生 30 克,

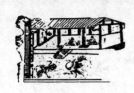

艾叶 24 克,砂仁 15 克,茯苓 24 克,山药 24 克,首乌 24 克,鹿角霜 15 克,台乌 15 克,当归 24 克,肉苁蓉 15 克,车前仁 6 克,枸杞 15 克,紫河车 30 克,荔枝核 15 克。

服法

研细末,炼蜜为丸,重 3 克,每日早晚各服 1 丸,开水送下。

2. 血虚型

症状

婚后无子,月经后期,量少色淡;面色萎黄,皮肤不润,形体衰弱,头晕目眩;舌淡苔薄,脉细弱。

治法

养血滋肾,养精种玉汤(《傅青主女科》)加味主之。

方药

大熟地 30 克,当归 15 克,白芍 15 克,山萸肉 15 克,续断 15 克,炒杜仲 15 克,菟丝子 15 克。

服法

水煎服。

(1)如血虚脾弱,面浮肢肿,食欲欠佳者,宜健脾养营,归芍异功散加味主之(自制方)

方药

党参 30 克,白术 12 克,茯苓 12 克,陈皮 9 克,甘草 3

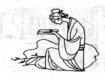

克,当归9克,白芍12克,淮山药15克,糯米草根24克。

服法

水煎,温服。

(2)如血虚阴亏,症见月经先期,色红量少;唇红咽干,心烦潮热;舌红苔少等。又宜养血滋阴,两地汤(《傅青主女科》)加二至丸主之。

方药

生地30克,地骨皮9克,玄参30克,白芍12克,阿胶珠9克,麦冬15克,女贞子12克,旱莲草12克。

服法

水煎服。

3. 肝郁型

症状

婚久不孕,月经愆期,量时多时少;胸闷胁胀,情志抑郁,喜叹息;苔薄白质正常,脉弦。

治法

舒肝解郁,养血扶脾,舒肝化育汤主之(自制方)。

方药

柴胡9克,当归9克,川芎9克,白术12克,茯苓12克,香附9克,牡丹皮9克,泽兰12克,艾叶9克。

加减法

经量多者,去当归、川芎,加益母草 15 克,白芍 12 克。

服法

水煎服。

4. 痰湿型

症状

多年不孕,月经不调,色淡量多,白带多;形体肥胖,面色㿠白,头晕心悸,口淡;苔白厚腻,脉滑。

治法

化痰燥湿,苍术导痰丸(《妇科玉尺》)。

方药

制苍术 60 克,制香附 60 克,天南星 30 克,半夏 30 克,枳壳 30 克,川芎 30 克,神曲 30 克,飞滑石 120 克,陈皮 45 克,茯苓 45 克。

服法

上药姜汁浸后,阴干研末,蒸饼为丸。每服 6 克,早晚各一次,白开水送下。

加减法

经量过多者,去川芎,加黄芪 30 克,续断 30 克,补气固肾摄血;心悸甚者,加远志 6 克,祛痰宁心。

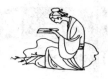

第二节 癥　瘕

【概述】

癥瘕是发生在盆腔和腹腔内的肿块,古代医籍常是癥瘕并称。其实癥和瘕有区别,是两种性质不同而又相似的证候。《医宗金鉴》说:"牢固不移,有定处者为癥;推移转动,忽聚忽散者为瘕。故曰:癥者征也,言有形可征也;瘕者假也,言假物以成形也。"这就说明了癥瘕的区别。本病最早见于《内经》,当时称为瘕聚。《素问·骨空论》说:"任脉为病,女子带下瘕聚。"可见两千多年前,祖国医学就有瘕病的记载。其发病机制、部位和症状,在《灵枢·水胀篇》中,根据不同的情况,把它分为石瘕和肠覃,并作了扼要的阐述:"石瘕生于胞中,寒气客于子门,子门闭塞,气不得通,恶血当泻不泻,衃以留止,日以益大,状如怀子,月事不以时下。""肠覃……寒气客于肠外,与卫气相搏,气不得荣,因有所系,癖而内着,恶气乃起,瘜肉乃生,其始生也,大如鸡卵,稍以益大,至其成,如怀子之状。久者离岁,按之则坚,推之则移,月事以时下。"具体而形象地说明了石瘕和肠覃在病因、症状上的区别,给后世诊治癥瘕指出了方向。张仲景又提出了癥的病名,实际上与《内经》的瘕是同一疾病。《金匮要

第六章　妇科杂病

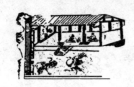

略·妇人妊娠病脉症并治篇》说:"妇人宿有癥病,经断未及三月,而得漏下不止,胎动在脐上,此为癥痼害。"巢元方等在《诸病源候论》中,把它总结为癥瘕,《癥瘕病诸候》说:"癥瘕者,皆由寒温不调,饮食不化,与脏气相搏结所生也。其病不动者,直名为癥,若病虽有结瘕而可推移者,名为癥瘕。瘕者假也,谓虚假可动也。"从肿块的移动与否,把癥和瘕作了明确的鉴别。

产生癥瘕的原因,根据文献记载,有以下几种:《诸病源候论》说:"八瘕者,皆胞胎生产,月水往来,血脉精气不调之所生也。"又说:"妇人病之有异于丈夫者,或因产后脏虚受寒,或因经水往来,取冷过度,非独关饮食失节,多夹有血气所成也。"指出血脉精气不调,或外感风邪,都能导致癥瘕的产生。还有由于房室不节或情志抑郁,以及劳伤等原因所引起的。《妇人大全良方》说:"若乘外邪而合阴阳,则小腹、胸、胁、腰、背相引而痛,月事不调,阴中肿胀,小便淋沥(漓),面色黄黑,则瘕生矣。"《景岳全书·妇人规》说:"瘀血留滞作癥,惟妇人有之……或恚怒伤肝,气逆而血留,或忧思伤脾,气虚而血滞;或积劳积弱,气弱而不行,总由血动之时,余血未净,而一有所逆,则留滞日积,而渐以成癥矣。"综合各家论述,发生本病的原因,不外气滞和血瘀两种,所以,《景岳全书·妇

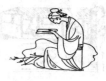

人规》又说:"总之,非在气分,则在血分,知斯二者,则癥瘕二字,已尽知矣。"

【辨证论治】

癥瘕的辨证,在《诸病源候论》里有七癥八瘕,《千金方》有十二瘕,《妇人大全良方》有疝瘕、八瘕癥痞、食瘕、血癥等名目。后世医家的认识也各有不同。但从发病的原因来看,不外血瘀、气滞和痰积。其中血瘀、气滞是主要原因。在分析病情时,应以气血为主,然后再辨别其他症状,审其是否顽痰积滞,或风寒侵袭,以及体虚、气弱等兼症,尽量做到掌握重点,全面分析。如因气滞,其积块必不坚实,且时聚时散,痛无定处;如系瘀血所致,必积块坚硬,位置固定不移,疼痛拒按;如顽痰积滞,多见肤色㿠白,平素多痰,恍惚少寐,心惕易惊,胸脘胀闷,甚则腹大如怀孕状,若结为癥,则坚硬不移,为瘕则聚散无定;若兼有风寒,则喜热恶凉;若病久阳虚,则有神倦气短,头昏脑涨,耳鸣眼花等现象。明确以上各症,才能辨证施治。

治疗原则:破血消坚,理气行滞。有形有质的,可用破血消坚之药;若无形无质,气滞作痛,聚散无常,当以行气和中为主。因为瘀滞为病,久而成积,不用攻坚、破血,行气之药,不能消散积聚。但是施治时,必须详审发病的新久,体质的强弱。初起时,正气强邪气浅,宜用攻破;若

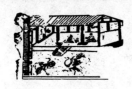

发病日久,邪气渐深,正气渐弱,则应攻补兼施;倘久病不愈,邪气侵凌,正气已衰,宜以补正为主,待正气逐渐恢复,才能酌情攻破。既攻之后,又须及时扶正。《景岳全书·妇人规》引罗谦甫说:"养正邪自除,必先调养,使营卫充实,若不消散,方可议下。"具体用药尤须注意,即或体质壮实,攻积亦当渐进,太急则伤正气,正气受损,则邪气反固,所谓"大积大聚,衰其大半而止",正是这个道理。总之,治疗癥瘕,必须考虑体质强弱,病邪深浅,然后斟酌情况,当攻则攻,当补则补,或先攻后补,或先补后攻,或寓攻于补,或寓补于攻,都应遵守"除之以渐","衰其大半而止"的原则。在临证施治上,由于气滞的,宜理气行滞;由于血瘀的,宜破血软坚;由于痰积的,宜导痰消积;兼有风冷的,佐以祛风散寒;病久体虚的,则宜温中扶气,待正气渐复,再根据其致病因素,酌情施治。

【证型】

1. 气滞型

症状

腹部胀痛,少腹双侧或单侧有包块,但不甚坚,推之可移,随气上下,时聚时散,其痛亦无定处;面色青白,精神郁闷,两胁胀痛,月经期则痛较甚,时有白带,舌正常,苔薄黄,脉弦滑。

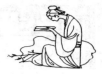

治法

理气行滞,止痛软坚,二香饮主之(自制方)。

方药

香附 12 克,檀香 6 克,台乌 6 克,青皮 6 克,姜黄 6 克,海藻 9 克,昆布 9 克,橘核 6 克,荔枝核 6 克。

服法

水煎服。亦可制成丸剂或散剂,每服 6 克,每日早晚各一次。白开水送下(本方用于卵巢囊肿有效)。

(1)如肝肾气郁,少腹两侧疼痛拒按,有块不坚,推之可移;胸胁胀痛,痞满不思食,有时小腹正中亦痛,但不拒按,月经后期;舌淡苔白,脉弦滑。宜理气行滞,和血散瘕,加减香棱丸主之(自制方)。

方药

木香 6 克,丁香 6 克,三棱 6 克,枳壳 6 克,青皮 6 克,川楝子 6 克,小茴香 3 克,台乌 9 克,香附 9 克,莪术 9 克。

加减法

月经后期量少者,加当归 6 克,川芎 6 克;少腹两侧痛甚,按之有块者,去丁香,加荔枝核 6 克;包块疼痛拒按者,去丁香、木香、茴香、川楝子,加桃仁 6 克,牡丹皮 6 克,姜黄 9 克,乳香 6 克,没药 6 克,檀香 6 克;痛时兼有

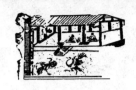

白带者,加蕺菜 15 克,或蒲公英 15 克,贯众 9 克;少腹坠胀,自觉阴道内有物下坠,或已脱出阴道口外者,去丁香、木香、三棱、莪术,加泡参 18 克,白芷 6 克,炙升麻 6 克,白术 6 克(血虚头晕耳鸣者,不用升麻);兼有腰酸腹痛者,加杜仲 15 克,续断 9 克。

服法

水煎,空腹温服。

(2)兼寒者,少腹胀痛,随气上下,胸脘窒塞,心腹疼痛,嗳气泛恶,面色略青,身体怕冷,月经失常,苔薄白,脉沉弦而迟。宜理气,温寒,行血,大七气汤主之(《济生方》)。

方药

三棱 9 克,莪术 6 克,青皮 9 克,陈皮 3 克,藿香叶 4.5克,桔梗(去芦)6 克,肉桂(不见火)3 克,益智仁 6 克,香附 6 克(炒去毛),甘草 3 克。

服法

水煎,温服。

2.血瘀型

症状

少腹有块,坚硬不移,疼痛拒按;时有潮热,面色紫黯,皮肤干燥;月经量少,甚或停闭,平时有白带;舌略紫,

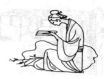

脉沉涩。

治法

活血行瘀,软坚散结,鳖甲丸主之(《沈氏尊生书》)。

方药

鳖甲 90 克,三棱 30 克,莪术 30 克,香附(醋制)30 克,桃仁 30 克,红花 30 克,海蛤粉 30 克,麦芽 24 克,青皮 21 克。

服法

研末,以神曲糊丸。每服 9~12 克,一日 3 次。体虚者,可用八珍汤间服。

(1)瘀积甚者,癥块坚硬牢固,疼痛拒按;月经紊乱或停闭,色不正常;面色紫黯,甚则黧黑,肌肤甲错,形体瘦弱,胸胁胀满,口燥不饮,大便秘结;舌色紫黯,脉沉结而涩。宜攻坚破瘀,大黄䗪虫丸或化癥回生丹主之。

①大黄䗪虫丸(《金匮要略》)

方药

大黄(蒸)75 克,䗪虫 60 克,黄芩 60 克,甘草 90 克,桃仁 120 克,杏仁 120 克,芍药 120 克,平地黄 300 克,干漆 30 克,虻虫 120 克,水蛭 10 条,蛴螬 120 克。

服法

共研细末,炼蜜为丸,如绿豆大,一日 3 服,每次用酒

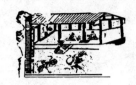

饮服 5 丸(用量多少,可按体质强弱酌情增减)。

②化癥回生丹(《温病条辨》)

方药

人参 180 克,安南桂 6 克,两头尖 60 克,麝香 60 克,片子姜黄 60 克,公丁香 90 克,川椒炭 60 克,虻虫 60 克,京三棱 60 克,蒲黄炭 30 克,藏红花 60 克,苏木 90 克,桃仁 90 克,当归尾 120 克,没药 60 克,白芍 120 克,杏仁 90 克,香附米 60 克,吴茱萸 60 克,延胡索 60 克,水蛭 60 克,阿魏 60 克,小茴香炭 60 克,川芎 60 克,乳香 60 克,高良姜 60 克,艾叶炭 60 克,益母膏 240 克,熟地 120 克,鳖甲胶 960 克,大黄 240 克,苏子霜 60 克,五灵脂 60 克,降香 60 克,干漆 60 克。

服法

上药共为细末,以鳖甲、益母膏、大黄和匀,炼蜜为丸,重 4.5 克,蜡皮封护,用时温开水空腹服。瘀甚之症,黄酒下。每服 1 丸(成药)。

(2)如瘀积日久,正虚邪实,遇有以上诸症,但身体羸弱,饮食不思,头晕目眩,神疲懒言,气短下陷,溲清便溏,甚或四肢不温,舌淡苔少,脉浮虚而涩者,此时用药,宜攻补兼施;若虚甚者,先补后攻;不甚者,则先攻后补,或攻补兼用。以免邪去正伤,造成不良后果。补正宜补

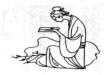

中参附汤(自制方)。

方药

黄芪 18 克,白术 18 克,广陈皮 6 克,升麻 6 克,柴胡 6 克,党参 60 克,秦当归 6 克,炙甘草 6 克,肉桂 3 克,制附片 9 克。

加减法

手足温而兼漏下黑血如衄者,去肉桂、附片,加阿胶珠 9 克,乌贼骨 30 克,炮姜炭 6 克。

服法

水煎,食后温服。

(3)兼寒者,腹部癥瘕,胀硬疼痛,月经量少或停闭;面色晦暗,身体畏寒,少腹冷痛喜热按;舌淡,间有浅蓝色,苔薄白,脉沉涩有力。宜散寒祛瘀,温经化癥汤主之(自制方)。

方药

秦当归 6 克,川芎 6 克,莪术 6 克,桃仁 6 克,吴茱萸 6 克,肉桂 6 克,盐炒小茴 9 克,橘核 6 克,乳香 6 克,青皮 9 克,血竭 6 克。

加减法

有白带而腰痛者,加附子 9 克,焦艾 9 克。如制丸剂,应加 4 倍量,并加鳖甲 60 克。每次服 3 克,每天 2

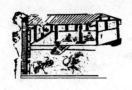

次。

服法

水煎,温服。

(4)瘀久血虚者,癥瘕坚硬拒按;面色苍白带黄,形肉枯瘦,头晕心悸,耳鸣眼花;舌质黯淡,苔花剥,脉象细涩。宜补血行瘀,增味四物汤主之(《济阴纲目》)。

方药

当归、熟地、川芎、芍药、三棱、莪术、肉桂、干漆(炒至烟尽)各等份。

服法

共为细末,每服15克,水煎,温服。

3.痰积型

症状

腹部有包块疼痛,身体肥胖,平素多痰,肤色㿠白,头眩耳鸣,恍惚不寐,肉瞤筋惕,时作时止,白带甚多,月经停闭,积久则腹大如怀孕状,若结为癥则坚硬不移,如形成瘕则痛无定处,恶心呕吐,舌淡苔白腻或灰腻,脉弦细而滑。

治法

导痰消积,佐以化瘀,加味导痰饮主之(自制方)。

方药

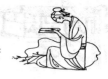

制半夏 12 克,茯苓 12 克,陈皮 9 克,甘草 3 克,枳实 6 克,川芎 6 克,生姜 2 片,青皮 15 克,鳖甲 60 克。

服法

水煎,温服。

第三节 脏 躁

【概述】

妇人无故悲泣,或哭笑无常,频频呵欠,称为脏躁。脏躁的病名,最早见于《金匮要略·妇人杂病脉证并治篇》:"妇人脏躁,喜悲伤欲哭,象如神灵所作,数欠伸。"

脏躁的原因,多由忧愁思虑,情志郁结,以至心伤血虚,心火上亢所致。因为心在志为喜,在声为笑,肺在志为悲,在声为哭。心火上亢则灼肺,肺被伤,故悲伤欲哭。心主血而藏神,心血既虚,神志不宁,且心火上亢,不能下交于肾,则肾亦病,肾为欠为嚏,所以,数欠。《内经》说:"肾病者,善伸数欠颜黑"。本病主要是津液、血液不足,发为脏躁。而津血虚损,又多因忧愁抑郁,精神刺激所致。因此,治疗脏躁,应以养心滋液为主,使病人情志舒畅,心胸开朗。

症状

本病发作时,悲伤欲哭,哭笑无常,呵欠不断;饮食时

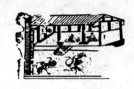

多时少或不食,夜间睡眠不安,大便干燥;舌红苔少或中心无苔,脉弦细或大或小,迟数无常。

治法

养心润燥,甘麦大枣汤主之(《金匮要略》)。

方药

甘草30克,小麦240克,大枣10枚。

服法

水煎,频服。

兼痰者,神疲肢倦,心悸气短,心烦惊惕,内热口干,恶心干呕,脉虚弦细数。宜养心润燥,佐以除痰,淡竹茹汤主之(《产科心法》)。

方药

泡参9克,茯苓6克,法半夏3克,麦冬15克,甘草1.5克,竹茹4.5克,生姜3片,大枣2枚。

服法

水煎,食前温服。

第四节 阴挺(子宫脱垂)

【概述】

妇人阴中有物下坠,挺出阴道口外,称为阴挺,又称为阴脱、阴菌、阴茄。因其多发生于产后,一般又称为产

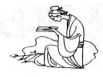

肠不收、茄子疾。其实它即近代所称的子宫脱垂。

本病发生的原因，多由分娩时用力太过，产后劳力过度，或房室不慎。《妇人良方》说："产后阴脱，玉门不闭，因坐产努力举动，房劳所致。"《医宗金鉴》说："妇人阴挺，或因胞络伤损，或因分娩用力太过，或因气虚下陷，湿热下注，阴中突出一物，如蛇或如菌如鸡冠者，即古之癞疝类也。"从以上的论述看来，产生阴挺的原因，主要由于气虚、体质衰弱、湿热下注，或因坠出过久，擦伤溃烂，以致阴门肿胀，溲赤而痛。处理时，必须分清虚实，才能施治无误。

【辨证论治】

阴挺一证，可分为气虚和湿热两类。《医宗金鉴》说："属热者，必肿痛，小便赤数；属虚者，必重坠，小便清长。"这给辨证提供了准则。

治疗阴挺应本"陷者举之"的原则，以补气升提为主。即或湿热下注，在清热利湿方剂中，也宜注意升提下陷之气，待湿热已去，再行补气。这是治疗本病应该注意的。

一般治法，气虚的宜补中益气，湿热的宜清热利湿，佐以升提，再配合外治，以辅助药力，则收效较快。

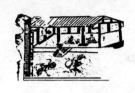

卓雨农中医妇科治疗秘诀

下篇·各论

【证型】

1.气虚型

症状

阴道中有物下坠,或在阴道口处,或在阴道口外,甚或坠出数寸,大如鹅卵;自觉下腹重坠,腰部酸痛。心悸气短,精神疲惫;小便频数,大便稀溏,白带甚多;苔薄白,脉浮而虚。

治法

补气升陷,佐以养血,加味补中益气汤主之(自制方)。

方药

党参30克,白术9克,甘草3克,黄芪30克,当归6克,陈皮3克,升麻6克,柴胡4.5克,枳壳15克,益母草30克。

加减法

腰痛甚者,加菟丝子12克,炒杜仲12克。

服法

水煎,食后服。

兼血虚者,面色苍白,皮肤干燥;头晕耳鸣,眼花,大便燥结,脉虚细,舌淡红苔薄。宜气血双补,十全大补汤主之(《和剂局方》)。

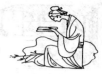

方药

党参 15 克,黄芪 15 克,肉桂 3 克,白术 9 克,茯神 9 克,秦当归 6 克,川芎 3 克,熟地 12 克,芍药 9 克,炙甘草 3 克。

加减法

同上证。

服法

水煎,食后服。

2. 湿热型

症状

阴道内有物下坠,外阴肿痛,黄水淋漓;小便热赤,解时疼痛,心烦内热,或身热自汗,口苦而干;舌质红,苔黄厚腻,脉滑数。

治法

清肝泻热,龙胆泻肝汤主之(《女科撮要》)。

方药

龙胆草 3 克,木通 4.5 克,泽泻 6 克,黄芩 6 克,当归 6 克,车前草 6 克,生甘草 1.5 克,生地 9 克,栀子 9 克。

加减法

舌淡苔白,小便清长者,去生地、泽泻,加泡参 9 克,白芷 6 克。

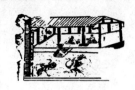

服法

加灯芯草一团,水煎服。

兼肝郁者,上证兼有两胁胀痛,头晕耳鸣,手心发热,脉弦细而数。宜平肝清热,加减逍遥散主之(自制方)。

方药

牡丹皮 6 克,山栀仁 6 克,柴胡 6 克,秦当归 6 克,白芍 6 克,白术 6 克,茯神 9 克,香附 9 克,泽兰 9 克。

服法

同上。

附:外用方

阴挺下脱属虚者,用枳壳 30 克,煎水熏洗。

阴挺下脱,外阴部肿痛,黄水淋漓者,用苦参 12 克,黄柏 9 克,白芷 6 克,煎水熏洗。

第五节　阴　　痒

【概述】

妇女阴道内或外阴部瘙痒,甚或疼痛,不时流水,坐卧不安者,称为阴痒。

发生阴痒的原因,有湿热下注,有肝经郁热。《妇人大全良方》说:"妇人阴内痒痛,此……湿热所致……若阴中有虫痒痛,亦属肝木。"又说:"妇人胸膈不利,内热

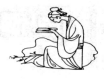

作渴,饮食不甘,肢体倦怠,阴中闷痒,小便赤涩,此郁怒伤肝脾所致。"《女科经纶》引徐春甫说:"妇人阴痒,多属虫蚀所为,始因湿热不已……其虫蚀阴户中作痒。"以上论述,说明本病主要产生于湿热郁积,肝郁也可导致湿热内蕴而生虫。可见其病因不外湿热合邪,只是引起湿热的原因各有不同而已。

【辨证论治】

阴痒的病因不同,症状也有差别。由湿热下注的,阴道内及外阴部有奇痒感觉,甚或疼痛,口苦苔腻,小便黄赤,脉弦细;如因肝经郁热,必有阴内瘙痒不堪,坐卧不宁,性情急躁,胁痛潮热,大便秘结等症状。治疗宜以清热除湿为主。热去湿除,虫即失去生存的条件,病亦随之痊愈。如兼用除湿杀虫之药外洗,则收效尤捷。

【证型】

1. 湿热型

症状

阴部瘙痒异常,时时出水,甚或疼痛,坐卧不宁;小便黄赤短涩,或淋漓不断,或便时疼痛;食欲减退,咽干口苦,心烦,睡眠不安;舌苔黄腻,脉象弦滑而数。

治法

清理下焦湿热,佐以杀虫,加味二妙散主之(自制

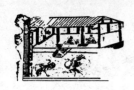

方)。

方药

苍术 9 克,黄柏 9 克,土茯苓 9 克,白芷 6 克,蛇床子 6 克,金银花 12 克。

加减法

白带色黄量多者,加莲须 9 克,贯众 9 克。

服法

水煎,食后服。

2. 肝郁型

症状

妇人阴部奇痒,时发潮热,精神抑郁,性躁易怒,头目眩晕,面色黄黯,或发热胁痛,或心烦不寐,饮食减少,大便干,小便黄或解而不爽,或淋漓不断,苔薄黄,脉滑细数。

治法

清肝泻热,龙胆泻肝汤主之(《和剂局方》)。

方药

龙胆草(酒拌炒)9 克,当归尾(酒拌)9 克,栀子 9 克,车前子 9 克,黄芩 6 克,甘草 1.5 克,柴胡 4.5 克,泽泻 3 克,木通 6 克,生地 6 克。

服法:水煎,食后热服,更以美膳压之。

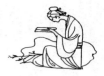

附:外洗方(凡属阴痒均可用)

苦参 12 克,蛇床子 12 克,白芷 12 克,黄柏 12 克,白矾 1.5 克。

用法:水煎,外洗阴部(先熏后洗,洗时水不宜太热)。